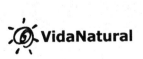

HASNAIN WALJI

VITAMINAS, MINERALES Y SUPLEMENTOS DIETÉTICOS

Guía definitiva para alimentarse sanamente

Título del original inglés:
VITAMINS, MINERALS AND DIETARY SUPLEMENTS

© De la traducción de: MANUEL ALGORA

© 1995. Hasnain Walji
© 1997. De esta edición, Editorial EDAF, S.A. Jorge Juan, 30. Madrid
   Para la edición en español por acuerdo con HODDER AND STOUGHTON
   LIMITED, Londres, Reino Unido.

Julio 2003

ISBN de la colección: 84-414-1248-0
ISBN: 84-414-1353-3
Depósito legal: M. 32.299-2003

PRINTED IN SPAIN   IMPRESO EN ESPAÑA
Closas-Orcoyen, S.L. Pol. Ind. Igarsa - Paracuellos de Jarama (Madrid)

Índice

NOTA:

La información dada en este libro no pretende reemplazar el consejo médico. Cualquier persona con una enfermedad que requiera atención médica, debería consultar a un profesional de la medicina.

Prefacio

Si te encuentras sano y en forma y *sabes* que estás obteniendo todos los nutrientes que necesitas de una «dieta bien equilibrada», entonces no necesitas este libro. Pásaselo a algún conocido con aspecto ruinoso y de estar siempre cansado, o que parezca carecer de vitalidad y entusiasmo. Quizá conozcas a alguien que padece insomnio, inapetencia sexual, síndrome premenstrual, o una de las muchas otras enfermedades del siglo veinte, y que podría beneficiarse de este libro. Sin embargo, si algo de lo anterior tiene que ver contigo, sigue leyendo.

Esta GUÍA DEFINITIVA DE VITAMINAS, MINERALES Y SUPLEMENTOS DIETÉTICOS se ha escrito específicamente para constituir una referencia práctica que desmitifique el tema de la alimentación sana. La Introducción explica por qué necesitamos vitaminas y minerales, y cómo determinar las cantidades correctas para una salud óptima. Discute la relación entre las enfermedades modernas y la nutrición, y te ayuda a determinar si te son necesarios suplementos vitamínicos y minerales. Los índices que siguen a la Introducción describen las vitaminas, los minerales y otros suplementos dietéticos, explican lo que hacen, cuáles son los síntomas de su deficiencia, y, lo más importante de todo, las mejores fuentes para obtenerlos. Finalmente, el índice de enfermedades comunes, que cubre el papel de la nutrición en el control de muchas enfermedades carenciales, así como otros padecimientos del siglo veinte, como son las dolencias cardiacas y el estrés, te dará toda la información que puedas necesitar acerca del papel de la dieta en el combate contra la enfermedad.

Una nutrición correcta puede hacer mucho por fomentar la vida y mantener la salud. Esta guía, de fácil lectura, te permitirá hacer una elección inteligente de alimentos o suplementos promotores de la salud, te halles en el supermercado, o frente a una plétora de píldoras en una tienda de dietética. Y, lo que es más importante, te ayudará a emprender una acción positiva para conseguir la salud y el bienestar, en vez de simplemente buscar la cura de una enfermedad. Recuerda que la salud no es sólo la ausencia de enfermedad sino una sensación positiva de bienestar.

HASNAIN WALJI

Milton Keynes, septiembre de 1994

INTRODUCCIÓN

¿Por qué necesitamos vitaminas y minerales?

El cuerpo humano necesita una dieta bien equilibrada que provea todos los nutrientes en las proporciones correctas. Todos los alimentos contienen cantidades diversas de nutrientes. Proteínas, hidratos de carbono y grasas, llamados macronutrientes, son generosamente proporcionados en abundancia por la dieta occidental moderna, y forman la mayor parte del alimento que ingerimos. Vitaminas y minerales, conocidos como micronutrientes, se hallan presentes en cantidades muy pequeñas en todo alimento natural de origen vegetal y animal. Las vitaminas y los minerales constituyen ingredientes vitales de una dieta sana, y el cuerpo no podría funcionar de modo óptimo si le faltaran. Los nutriólogos creen que en Occidente tenemos carencia de algunos micronutrientes, y que ello está afectando a nuestra salud.

FUNCIÓN DE LAS VITAMINAS Y LOS MINERALES

Dicho de modo muy simple, vitaminas y minerales no contienen calorías, ni proporcionan energía. Son los macronutrientes los que hacen eso. Sin embargo, esta energía no puede ser liberada en modo apropiado a falta de vitaminas y minerales. En otras palabras, dado que

vitaminas y minerales forman parte de los enzimas, constituyen catalizadores orgánicos que permiten la liberación
de energía, estimulando así el proceso metabólico y acelerando las funciones biológicas. La vida humana sería en
verdad imposible a falta de enzimas y vitaminas, pues son
los responsables de convertir nuestro alimento en energía.
Las vitaminas intervienen también en la promoción del
crecimiento y en el mantenimiento de la función inmunitaria. Permiten que tenga lugar la reproducción y promueven la longevidad.

Por añadidura, los minerales también son importantes
para tener huesos y dientes sanos. Como las vitaminas, los
minerales no pueden ser producidos por el cuerpo y deben
también provenir de la dieta.

¿CUÁNTO?

Aunque todos necesitamos los mismos minerales y
vitaminas para disfrutar del bienestar y de una buena
salud, los requerimientos individuales varían con la edad,
sexo, estilo de vida y ocupación. Debido a esto no puede
haber una fórmula patrón con la que determinar los requerimientos individuales. Hay tablas que dan los requerimientos nutricionales medios, pero éstas son básicamente
inadecuadas por la manera en que se han calculado.
Aunque las tablas son revisadas cada cierto tiempo, no
contienen todos los nutrientes conocidos y son, por tanto,
incompletas. Estas tablas dan los ADR (Aportes Diarios
Recomendados).

Los niveles de ADR se calculan observando estadísti-
camente la ingesta media de alimentos en individuos
sanos y calculando su contenido en vitaminas/minerales.
Como buena medida, se añade un margen de seguridad
antes de compilar las tablas. Estas tablas no tienen en
cuenta necesidades específicas e individuales causadas
por las diferentes etapas de la vida de una persona, o afecciones específicas como el estrés, las alergias o la conta-

minación ambiental. En el Reino Unido han existido durante más de treinta años unas pautas: la Ingesta Recomendada de Nutrientes (DHSS 1969) y los ADR (DHSS 1979). Sin embargo, mucha gente no ha entendido cómo se obtuvieron, cómo han de usarse y el grado de exactitud que cabe atribuirles. En concreto, se han utilizado (incorrectamente) los ADR para valorar las deficiencias en la dieta de un individuo.

Por consiguiente, a fin de evitar los «abusos» de las cifras y ponerlas al día a la luz de informaciones e investigaciones recientes, el Departamento de Salud pidió al Comité sobre Aspectos Médicos de la Política Alimentaria (COMA) que estableciera una comisión de expertos para considerar el asunto. Como resultado, se han establecido una nueva serie de cifras puestas al día, y que se conocen en su conjunto como Valores Dietéticos de Referencia. De manera que en vez de la cifra simple del ADR tenemos ahora una serie de cuatro diferentes cifras para cada nutriente, y que son:

- Requerimiento Medio Estimado.
- Ingesta Recomendada del Nutriente.
- Ingesta Mínima del Nutriente.
- Ingesta de Seguridad.

La publicación de estas nuevas directrices dietéticas refleja el hecho de que, por fin, las autoridades sanitarias han aceptado que algunas personas necesitan mayor cantidad de un mismo nutriente que otras.

CANTIDADES CORRECTAS PARA UNA SALUD ÓPTIMA

Es indiscutible que todos necesitamos tomar nutrientes en las cantidades correctas para mantener una salud óptima. Lo difícil es determinar cuáles son esas cantidades.

Por ejemplo, una mujer embarazada tiene necesidades dietéticas superiores de ciertos nutrientes, mientras que los adolescentes requieren mayores cantidades de otros nutrientes para asegurarse su crecimiento y desarrollo. Los ancianos necesitan nutrientes adicionales para contrarrestar los efectos del envejecimiento, y un atareado ejecutivo sometido a estrés necesita más de ciertos nutrientes para obviar los efectos dañinos que el estrés tiene sobre el cuerpo entero.

La *Investigación dietética y nutricional de los adultos británicos* (HMSO, 1990) ilustra que aunque la ingesta media de vitaminas y minerales en la población del Reino Unido suele ser adecuada, hay números importantes de subgrupos de población con ingestas extremadamente marginales. Según este informe, el 2,5 por 100 de las mujeres británicas con edades comprendidas en los 25 y los 34 años sólo obtiene 11,8 miligramos de vitamina C al día, o incluso menos. La cifra recomendada para este grupo es de 40 miligramos.

Existen estadísticas similares para muchos otros nutrientes. En muchos casos, son ante todo las mujeres quienes ingieren vitaminas y minerales de modo insuficiente; pero hay casos en los que el 2,5 por 100 de la población (tanto hombres como mujeres) queda por debajo del ADR. Esto puede no parecer importante, pero lo que significa en términos reales es que 1,4 millones de británicos son deficientes en uno o varios nutrientes.

LAS ENFERMEDADES MODERNAS Y LA NUTRICIÓN

Apenas hay quien discuta que la dieta se halla relacionada con el aumento en la incidencia de las principales enfermedades degenerativas, como son las dolencias cardiacas, la osteoporosis, el cáncer, y muchas otras. Por ejemplo, la vitamina C se ha relacionado con la prevención del resfriado común, el complejo de vitamina B con un sistema nervioso saludable, y el ajo con el descenso del colesterol en sangre. Vitaminas y minerales no sólo ofrecen beneficios en el día a día. Hay pruebas crecientes de que algunos de estos micronutrientes, llamados antioxidantes, pueden ayudar a prevenir a largo plazo enfermedades como el cáncer. Las vitaminas C y E, el betacaroteno y los minerales cinc y selenio son hoy en día considerados como los principales actores a este respecto, siendo frutas y verduras la mejor fuente de aquellos. Por ejemplo, se ha demostrado que incluso deficiencias marginales de las vitaminas A, C, E y B_6, aumentan la susceptibilidad a una serie de infecciones virales y bacterianas. Las investigaciones indican que estas vitaminas ayudan a mantener nuestro sistema inmunitario, y que, por tanto su deficiencia puede deteriorar la capacidad del cuerpo para resistirse a la enfermedad. Los antioxidantes impiden que el oxígeno se combine con otras sustancias dañando a las células.

Muchas de las vitaminas B juegan un papel vital en la liberación de energía por parte de las células, y el estrés las consume mucho más rápidamente del cuerpo. La primera parte del cuerpo que se ve afectada por una deficiencia moderada en vitamina B es el sistema nervioso, lo que da por resultado ansiedad, irritabilidad y depresión.

Los minerales actúan como cofactores y catalizadores dentro de las células humanas, y tienen también efectos de largo alcance sobre nuestra salud. Hasta recientemente, sólo se reconoció calcio, fósforo, hierro e iodo como minerales esenciales para la salud humana. Al continuarse las investigaciones, se ha demostrado que cinc, cromo, magnesio, potasio, manganeso y selenio son todos necesarios para la salud humana. Nuevos descubrimientos sacan a la luz muchas afecciones causadas por deficiencias minerales. Tomemos el SPM a modo de ejemplo. Muchas mujeres han descubierto que pueden reducir sus síntomas a base simplemente de alterar su dieta de mane-

ra que contenga más magnesio y cinc. Entre otros, se han
obtenido resultados positivos con el selenio para la artritis reumatoide, con el cinc para los problemas de la piel,
y con el calcio para la osteoporosis.

Conforme las investigaciones prosiguen, la importancia
de mantener niveles óptimos en la ingesta de nutrientes se
vuelve cada vez más evidente.

DÓNDE ENCONTRAR LOS NUTRIENTES

Sin embargo, la pregunta más importante de todas es la
de si estamos obteniendo de nuestro alimento todos los
nutrientes que necesitamos. Comúnmente se cree que
podemos obtener todas las vitaminas y minerales que
necesitamos si comemos una dieta bien equilibrada. Pero
¿qué es una dieta bien equilibrada? ¿Es fácil y práctica de
seguir? ¿Cuántas veces olvidamos el desayuno para pre-
cipitarnos hacia el trabajo? ¿Cuán a menudo pillamos una
pizza o una hamburguesa cuando corremos de vuelta a la
oficina tras ir de compras o pagar la factura del gas durante nuestra hora de almuerzo? Cuando volvemos por la
tarde, resulta tentador comprar una comida «lista para llevar», pues nos hallamos demasiado cansados para cocinar.

Es importante caer en la cuenta de que las vitaminas,
por definición, no pueden ser producidas por el cuerpo, y
deben, por tanto, provenir de la dieta. Una vitamina es
una entidad delicada e inestable que puede ser fácilmente
destruida durante su transporte desde la granja hasta la
factoría, y de ahí al supermercado. Lo poco que queda
suele perderse en su camino del congelador al microon-
das, y de éste a la mesa.

Nuestros supermercados pueden tener comida abundante y barata, pero el aspecto económico de la industria alimentaria también ha afectado adversamente a la calidad
del alimento que comemos. Las modernas técnicas de cul-
tivo significan que no sólo crece nuestro alimento con

productos químicos, sino que también está recubierto de ellos. Tras cosecharlo, el producto es tratado para darle una vida más extensa que pueda sobrevivir al transporte, almacenamiento y tiempo de exposición requerido por los productores de alimento de hoy en día. Luego, nosotros mismos almacenamos el alimento en casa, y a menudo usamos métodos de cocinado que destruyen cualquier vitamina o contenido mineral que pudieran quedar. Resulta irónico que la dieta occidental típica carezca de suficientes cantidades de nutrientes esenciales, y que podamos estar *sobrealimentados* pero no dejemos de estar *desnutridos*.

¿SON NECESARIOS LOS SUPLEMENTOS VITAMÍNICOS Y MINERALES?

¿Cómo asegurarnos de no estar desnutridos a pesar de estar sobrealimentados? En un mundo ideal, una alimentación sana suministraría todos los nutrientes que requerimos. Aunque deberíamos luchar por el ideal, también necesitamos ser realistas. Aunque hemos de mejorar nuestros hábitos alimenticios, el alimento por sí solo no puede ser suficiente para la mayoría de nosotros. No es suficiente porque, por muy cargado de nutrientes que estuviera el producto original, su refinado, almacenamiento, procesado, congelación, e incluso exposición al aire, añaden cada uno su parte en el agotamiento de los nutrientes esenciales. Más aún, cada individuo tiene sus propios requerimientos nutricionales, algunos de los cuales pueden exceder la cantidad que pudiera ingerirse incluso con la más sana de las dietas. Están además los estragos del estrés, la enfermedad, la contaminación, y las demandas adicionales de niños, embarazadas y madres que están dando el pecho. El enfoque de una dieta saludable acompañada de suplementos nos asegurará obtener la cantidad correcta de los nutrientes requeridos para una salud óptima.

El doctor Willard A. Krehl, del Jefferson Medical College, y editor jefe de la revista americana *Journal of Clinical Nutrition* (Revista de Nutrición Clínica), dice:

Mi propia actitud ante el valor de los suplementos nutricionales se ha desarrollado a lo largo de los años a través de mi experiencia en la práctica clínica. Veo continuamente que, a pesar de que nuestros clientes pertenecen a la categoría de los ejecutivos y pueden, por tanto, comprarse una excelente dieta, la mayoría de ellos no come de modo apropiado. Por la razón que sea, la mayoría obvia el desayuno, o desayuna de modo equivocado; tienen un almuerzo rápido, rico en grasas y a menudo bajo en micronutrientes; consumen mucho azúcar, dulces y bebidas alcohólicas. En pocas palabras, mi búsqueda de individuos que coman de manera consistente una dieta bien equilibrada, variada y nutricionalmente adecuada, me ha impresionado por el hecho de que millones de personas no lo hacen así... Estoy decididamente a favor de la suplementación multivitamínica, y la recomiendo a mis pacientes, porque creo que es un modo simple, económico y altamente práctico de que uno se asegure recibir el 100 por 100 de los ADR para los micronutrientes esenciales, y porque creo que estas ingestas son importantes para la salud y el bienestar.

Concluye que

... la elevada incidencia de una ingesta de micronutrientes por debajo de los ADR, resultante de múltiples factores que incluyen una pobre elección de alimentos, ingestas calóricas reducidas y factores personales/ambientales/de estilo de vida, presenta una situación en donde la suplementación multivitamínica es una decisión a la vez racional y beneficiosa. La suplementación proporciona un medio práctico y económico de asegurarse una ingesta adecuada de nutrientes, y es de particular importancia para grupos de riesgo como las personas sometidas a régimen, los ancianos, los bebedores, los usuarios crónicos de fármacos, y otros cuyas dietas son insuficientes, o cuya capacidad de utilizar el alimento está deteriorada. Por consiguiente, no hay realmente razón alguna para tolerar deficiencias de nutrientes cuando existe una alternativa tan simple y sensata como la suplementación. Debe sin embargo, recalcarse que los suplementos no pueden reemplazar a una dieta sana, pero pueden paliar una mala.

¿QUÉ SUPLEMENTOS?

Se debe tener un debido cuidado al escoger los suplementos. Los suplementos generales multivitamínicos y minerales suelen ser píldoras de una-al-día que contienen cantidades de nutrientes cuidadosamente graduadas, y pueden servir de «política de seguridad». Los suplementos de una sola vitamina o un solo mineral suelen usarse para condiciones específicas. Estos sólo deben tomarse tras consultar con un terapeuta dietético o un consejero en nutrición profesional. Deberíamos resistirnos a la tentación de tomar dosis superiores a las establecidas, pues es posible, en casos extremos, llegar a una sobredosis de vitaminas y minerales. Tu tienda de dietética o tu farmacia tendrá montones de píldoras, comprimidos y polvos en sus estantes. Así que, ¿cuál escoger? Para confundirte aún más, las etiquetas no dicen simplemente «Vitamina C» o «Hierro», sino que tienen adjetivos como «quelado», «de liberación lenta», «dosis dividida» y «de alta potencia». ¿Qué significa todo esto?

Un suplemento multivitamínico-mineral

Una preparación multivitamínico-mineral bien equilibrada puede ser lo único que necesites. Podrás tomarla, bajo eh consejo de un experto, añadiendo nutrientes aislados en caso de necesidades específicas.

- Escoge una preparación multivitamínico-mineral.
- Salvo que un nutriólogo o un doctor te hayan prescrito nutrientes concretos, evita tomar numerosos suplementos específicos.

Una multivitamina-mineral debería contener al menos los siguientes nutrientes: vitamina A, beta-caroteno, complejo B, vitaminas C, D y E, y los minerales fósforo, calcio, magnesio, potasio, hierro, cinc, manganeso, cobre, iodo, molibdeno, cromo, selenio y vanadio.

Las mejores preparaciones multivitamínico-minerales contienen también nutrientes adicionales como colina, inositol, metionina, PABA, bioflavonoides, lisina, lecitina, rutina, betaína, hesperidina y cisteína.

Vitaminas de alta potencia

No te confundas creyendo que «más es mejor». La mayoría de los minerales y vitaminas operan en el cuerpo en conjunción con los enzimas. En la mayoría de los casos, consumir una cantidad mayor de la requerida no aumentará la actividad metabólica. Por el contrario, el cuerpo almacenará el exceso de nutrientes liposolubles (vitaminas A y D) y eliminará los hidrosolubles (vitamina C). Las megadosis de las vitaminas liposolubles A y D, tomadas por periodos de tiempo prolongados, pueden producir efectos tóxicos, y pueden asimismo interferir en la absorción y uso de otros nutrientes.

Suplementos de liberación lenta

Liberación lenta, acción continua y liberación sostenida son términos sinónimos que denotan un proceso por el cual los ingredientes de una pastilla se desprenden de la matriz que los retiene. En contraste con una pastilla convencional, que libera todos los ingredientes en un corto periodo de tiempo, las pastillas de liberación lenta liberan pequeñas cantidades a lo largo de un periodo prolongado. Este proceso es particularmente útil en el caso de vitaminas hidrosolubles.

Minerales quelados

Un mineral quelado es aquel que está químicamente unido a otra sustancia. Pueden ser múltiples sustancias, pero en la naturaleza suele tratarse de una proteína o de un grupo de aminoácidos. Aunque la investigación no sea todavía concluyente, se acepta, en general, que los quelados aminoacídicos son absorbidos en mucha mayor cantidad que cualquier otra forma mineral. Su absorción es al menos tres veces, y en algunos casos hasta diez veces, superior a la de las formas no queladas.

Natural u orgánico

Las palabras «natural» u «orgánico» tienen poco que ofrecer excepto un coste aumentado en el caso de los suplementos. El proceso de extracción de los nutrientes a partir de los alimentos difícilmente puede denominarse natural, y en muchos casos se utilizan disolventes químicos para extraerlos y purificarlos.

Biodisponibilidad

Este término se refiere a la porción del total ingerido de un nutriente, que es absorbida y utilizada por el cuerpo. El simple hecho de tragar un suplemento multivitamínico no significa que la persona se vaya a beneficiar de toda la cantidad de nutrientes que contiene la píldora. Salvo que los nutrientes se consuman en proporciones óptimas respecto a otros nutrientes, no habrá la máxima absorción desde el tracto digestivo al torrente sanguíneo. Adicionalmente, el nutriente debe ser ingerido de tal forma que el cuerpo pueda convertirlo para su uso en los procesos metabólicos. Los suplementos mal hechos pueden pasar a través del cuerpo sin llegar siquiera a disolverse.

La biodisponibilidad de un suplemento es afectada por otros componentes dietéticos. Por ejemplo, una elevada ingesta de fibra inhibirá la absorción de calcio.

Suplementar las dietas con grandes cantidades de hierro o de cinc puede inhibir la absorción de algunos oligoelementos. Esto se debe a que los minerales compiten entre sí para su absorción. Cuando uno de ellos se suministra en abundancia, puede resultar una deficiencia secundaria de otro mineral.

SOBREDOSIS Y TOXICIDAD

Cualquier cosa puede ser perjudicial si se toma en exceso. Incluso el agua puede matar si se bebe demasiada. Las vitaminas y los minerales se encuentran entre las sustancias más seguras que nadie pueda tomar, y las cantidades para que lleguen a ser tóxicos han de ser enormes.

La definición general de megadosis es la de una dosis del nutriente al menos diez veces superior al ADR medio. Las megavitaminas son necesarias cuando el cuerpo es incapaz de absorber cantidades adecuadas de vitaminas en el estómago, o en ciertos casos en que las vitaminas no funcionan adecuadamente en el cuerpo.

* * *

Densidad de nutrientes

El contenido en nutrientes de los diferentes alimentos, por comparación a su contenido calórico, es la base de lo que los dietistas llaman «densidad de nutrientes». Algunos alimentos son naturalmente sanos de consumir, con un elevado valor de nutrientes en relación a su contenido calórico (energía). Una regla fundamental de la planificación de una dieta para promover la salud es la de elegir alimentos con alta densidad de nutrientes. Los problemas surgen cuando los nutrientes necesarios faltan en una dieta, así como cuando se consumen demasiadas calorías para las necesidades energéticas diarias. Los cereales integrales y las judías proporcionan suficientes vitaminas B como para ayudar a procesar la energía que contienen y, por lo tanto, son de una densidad de nutrientes apropiada. Un alimento rico en grasas o en harina refinada puede contener más calorías de lo que su valor en nutrientes puede manejar, y esto hurta salud.

- Todas las grasas alimentarias tienen 9 calorías por gramo, mientras que hidratos de carbono y proteínas contienen cada uno 4 calorías por gramo, es decir, más o menos la mitad de calorías a igualdad de peso. Las grasas proveen las vitaminas liposolubles A, D, E y K. Algo de grasa es necesaria para la absorción de estas vitaminas. Sin embargo, la mayor parte de la gente come excesivas grasas.

- Dulces y grasas aparecen en la dieta porque son agradables de comer. El aliñado de la ensalada disminuye su densidad de nutrientes, y la nata ácida disminuye la densidad de nutrientes de una patata cocida. Necesitarás identificar y evitar éstas y algunas otras trampas al hacer tu selección de alimentos. Aprende los fundamentos de la selección de alimentos y aplícalos en cada minuto de tu comida.

Las siguientes indicaciones deberían serte de ayuda:

- apúntate las grasas, los dulces, y la sal como los enemigos de tu salud. Disfruta de ellos sólo con moderación. Imagina una arteria obturada de aquí a 20 años para ayudarte a evitar hoy los alimentos bajos en densidad de nutrientes;

- sustituye la carne roja por el pollo sin piel y el pescado blanco;

- inicia una colección de libros de cocina vegetarianos, o visita la biblioteca local en busca de recetas;

- al comer fuera de casa, selecciona restaurantes
«sanos», si es posible. El personal de la mayoría de
los restaurantes es muy comprensivo si les pides
pescado hervido, y que te pongan por separado el
aliño para la ensalada. Muchas personas ya comen
sanamente fuera de casa. Algunos restaurantes de
comida rápida han introducido selecciones «más
sanas», pero vigila siempre la grasa, el azúcar y la
sal;

- por regla general, haz tu compra en la zona externa
del supermercado, evitando los alimentos procesados que tanto se comercian en el interior de la tienda. Los productos frescos, las carnes magras y el
pescado suelen encontrarse en los alrededores de la
tienda;

- busca en las Páginas Amarillas, muévete en cuestión
de compras, y pregunta a tus amistades sobre tiendas
que dispongan de productos frescos y alimentos
naturales. Toma nota de qué verduras corresponden
a cada estación para una planificación de la dieta a
largo plazo. Intercambia recetas con tus amigos, y
pruébalas con ellos. Cocinar con una finalidad convierte en entretenimiento un que hacer diario. Haz el
compromiso de volverte mejor cocinero, practica
activamente, no tengas expectativas irrealistas contigo mismo, y reconoce tus logros, por pequeños que
sean.

* * *

Ejercicios y deportes

El cuerpo humano está destinado a ser ejercitado. El corazón es una bomba muscular, que necesita del estímulo de cargas de un cierto nivel para permanecer sano a lo largo de grandes períodos de tiempo. Las investigaciones están descubriendo continuamente nuevas relaciones entre el papel del ejercicio y la salud óptima. ¿Con cuánto ejercicio basta? Esta cuestión es debatida con apasionamiento, y algunos descubrimientos sugieren que lo mejor es un ejercicio regular y moderado, mientras que un ejercicio más intenso puede no ayudar a promover la salud.

La mayoría de nosotros ignoramos el ejercicio por una serie de razones, pero los mejores investigadores del proceso del envejecimiento citan la frase «El cuerpo no se desgasta... se aherrumbra». La inactividad acortará, sin duda, el periodo de vida genético máximo de un individuo, e incluso un ejercicio moderado y regular contribuirá a una actitud mental positiva y a una sensación de bienestar. Se ha demostrado que el ejercicio reduce los triglicéridos en sangre y eleva la proporción del colesterol de las HDL (el bueno), lo que reduce el riesgo de un ataque cardiaco. Muchas enfermedades degenerativas se relacionan con la obesidad, y el ejercicio evita unos kilos de más.

Los fisiólogos del ejercicio saben que, conforme envejecemos, perdemos gradualmente nuestra capacidad de llevar a cabo un trabajo. Para la persona media, parte de este declinar se debe a los cambios bioquímicos del envejecimiento, y parte se debe a la falta de uso. El cuerpo se adaptará al estrés del ejercicio aumentando su capacidad de llevar a cabo un trabajo, efecto que es vital emplear en años más jóvenes para asegurarse una vejez saludable. Una alimentación apropiada retrasará o minimizará los cambios bioquímicos del envejecimiento, que crean enfermedades degenerativas, y hará que el ejercicio y la recuperación resulten más agradables.

Dependiendo de la edad a la que una persona empiece un programa regular de ejercicios, realizará actividades que hagan latir a su corazón en un cierto «espectro» por encima de sus pulsaciones de descanso. Si el ejercicio es demasiado moderado o demasiado breve, el corazón no se beneficiará de la actividad, mientras que si el pulso es forzado por encima de aquel espectro, puede llegarse al estrés. Para determinar el estado de salud y el espectro de pulsaciones ideal se recomienda pasar un examen físico realizado por un profesional de la salud.

La meta de un programa de ejercicios es conseguir el estado de máximo acondicionamiento; éste variará con la edad y el potencial genético. Cuando una persona se queda sin aliento durante el ejercicio, el cuerpo está tratando de producir más energía de lo que lo permite el suministro de oxígeno. Cuando la actividad física se continúa más allá de este punto, los músculos entran en una condición de deuda de oxígeno y cambian del metabolismo aerobio (con oxígeno) al anaerobio (sin oxígeno). La energía para los músculos proviene entonces de un sendero bioquímico menos eficiente que produce ácido láctico, lo que crea la familiar sensación «ardiente». Debido a este efecto, es mejor aumentar lentamente la intensidad del ejercicio, permitiendo al cuerpo tiempo suficiente para adaptarse a los nuevos y necesarios estreses que crea.

Advertencia

Si estás planeando empezar un programa de ejercicios, deberías consultar con un profesional de la salud.

EJERCICIO LIGERO

Las necesidades nutricionales no cambiarán para una persona ocupada en un ejercicio regular y ligero. Pasear en bicicleta, caminar, etc., no hacen grandes demandas a

un cuerpo sano, y contribuirán con beneficios a través de
la relajación y la oxigenación de la sangre. Si una persona se ocupa de un trabajo que requiere un ejercicio ligero
pero continuo, deberá prestar atención a la ingesta de fluidos y de electrolitos minerales, especialmente en clima
caluroso y/o húmedo. Debería prestar especial atención
en la dieta a frutas y verduras, ambas ricas en potasio. El
hambre debería corresponderse con el desgaste calórico
para alcanzar el equilibrio energético. Como siempre, los
nutritivos hidratos de carbono de cereales integrales,
como panes, pastas, arroces, etc., deberían suministrar las
calorías para el ejercicio, pues las calorías de grasas y
proteínas deberían permanecer constantes. Los hidratos
de carbono se queman más fácilmente y se almacenan en
el músculo como glucógeno, lo que facilita la recuperación.

EJERCICIO MEDIO

La conversión de alimento (combustible) en energía
mueve continuamente nuestros corazones y hace expan-
dirse nuestros pulmones, incluso durante el sueño.
Ocuparse en ejercicios regulares de naturaleza media
plantea exigencias a la capacidad de nuestro cuerpo para
proporcionar oxígeno y combustible (hidratos de carbono
y grasas) a los grupos musculares activos. El cuerpo bien
ejercitado se recompensa a sí mismo con un estado de
tranquilidad, una menor susceptibilidad al estrés y una
sensación de positividad. Tener un cuerpo más sano, delgado y atractivo rendirá también beneficios a largo plazo
en la imagen de uno mismo.

Ocupaciones físicamente activas como la jardinería, la
construcción, etc., requieren una bien pensada elección
del alimento para asegurar una densidad de nutrientes
adecuada en proporción a su contenido calórico. Entre
otras, las vitaminas B son especialmente importantes para
la producción de energía, al ser como la «chispa» que

sirve para liberar la energía almacenada en los combustibles alimentarios. Un historial de consumo de alimentos densos en calorías/pobres en nutrientes, como son los dulces concentrados, los cereales refinados y el alcohol, creará problemas porque el cuerpo agotará las reservas de vitamina B en la producción de energía sin ninguna contraprestación nutricional.

EJERCICIO FUERTE

Conforme el cuerpo humano se adapta a los esfuerzos del ejercicio, se vuelve cada vez más capaz de actuar a niveles superiores de intensidad. El ejercicio fuerte puede estresar la capacidad del cuerpo para recuperarse del daño acumulado en los tejidos, y puede hacer que realmente disminuya el rendimiento atlético en los atletas entrenados. A este nivel de entrenamiento, los intervalos de descanso y los entrenamientos alternativos o cruzados se vuelven muy importantes, y los preparadores profesionales intervienen proporcionando una «retroalimentación» objetiva.

En este caso, se requiere algo más que la proteína media para sostener el incremento de masa muscular que se está construyendo en el cuerpo. Se recomienda un suplemento nutricional múltiple con el fin de apoyar las grandes exigencias metabólicas impuestas sobre el cuerpo por el nuevo tejido muscular en crecimiento. Conforme corredores y ciclistas adquieren un físico más enjuto, sus cuerpos contienen menor acúmulo de grasas para la producción de energía. El entrenamiento se vuelve dependiente de que se suministre a los músculos la suficiente cantidad de carbohidratos como para reemplazar los niveles de glucógeno que son rápidamente utilizados durante este tiempo. Los alimentos de hidratos de carbono densos en nutrientes asumen gran importancia para los atletas de resistencia, tanto para un entrenamiento con éxito como para vencer en la competición. La competición al nivel más elevado impone un gran estrés sobre el cuerpo, y se requiere una preparación inteligente para evitar el sobreentrenamiento.

Algunos atletas de elite mundial emplean, entre otros, suplementos como el ginseng para reducir la supresión inmunitaria causada por llevar el cuerpo hasta sus límites físicos y aún, más allá. Otros suplementos pueden ayudar al cuerpo a entregar oxígeno y combustible (glucosa o ácidos grasos) al músculo a una velocidad de flujo máxima. Por regla general, la suplementación para mejorar el rendimiento debería usarse con moderación durante el entrenamiento y justo antes de la competición, a fin de asegurarse de que su aplicación es coherente con los objetivos bioquímicos.

* * *

Pérdida de peso y regímenes dietéticos

Dieta y ejercicio son compañeros en la búsqueda de un cuerpo más delgado y más sano. La mayoría de la gente tiene, en teoría, un control completo de su comportamiento alimenticio y de sus hábitos de ejercicio, pero el éxito de la industria comercial de la pérdida de peso revela la necesidad de guía e información educativa. A través de la autoeducación y la deliberada aplicación de este conocimiento, cualquiera puede conseguir resultados en la búsqueda de sus objetivos de pérdida de peso.

Las estrategias de algunos regímenes abogan por evitar algún tipo de alimento, o por dar la predilección a alguno. A veces se exige comprar alimentos preparados. Ninguna de estas estrategias es correcta porque, en el mejor de los casos, se dirigen a una corrección a corto plazo de un problema que viene de largo. La pérdida de peso es recuperada con mucha facilidad en las llamadas dietas «yo-yo» debido a que no se consideran todos los factores comportamentales y bioquímicos.

- **Hecho 1.** El cuerpo tiene un número dado de células para el almacenamiento de grasas (adiposas), que aumentan o disminuyen de tamaño para acomodarse a los niveles cambiantes de necesidad de almacenamiento de grasas.

- **Hecho 2.** Las grasas de la dieta se almacenan con mucha facilidad en las células adiposas. Debe, por esto, emplearse una dieta pobre en grasas que reduzca los depósitos de grasa existentes en el cuerpo.

- **Hecho 3.** Para perder peso con éxito, deberían reducirse gradualmente las grasas de la dieta hasta el nivel mínimo tolerable. Para la mayoría de la gente, este nivel se situará en torno al 20 por 100 de las calorías. Una proporción inferior hace que las comidas no sean satisfactorias, debido a su rápida liberación desde el estómago al intestino y el rápido inicio del hambre. Será necesario realizar una disminución gradual y consciente para evitar el malestar, y para asegurar un cambio con éxito, y a largo plazo, de los hábitos alimenticios.

- **Hecho 4.** Dado que las grasas de la dieta son tan satisfactorias, aparecen ampliamente en los alimentos preparados. Lo ideal es una dieta de cereales, frutas y verduras cuidadosamente preparados. Las grasas de pescado y el aceite de oliva son realmente buenas para el cuerpo, y deberían idealmente componer la mayoría de las calorías grasas. Las grasas de origen animal (esto es, las contenidas en los productos cárnicos y lácteos) son menos sanas, y deberían tomarse al mínimo. Haz esto comiendo proteína vegetal, pollo sin piel y pescado. Recuerda que la grasa de la dieta es hoy tu enemigo para la pérdida de peso, y, a largo plazo, tu enemigo para las dolencias cardiacas. Esfuérzate constantemente por mantener al mínimo las calorías grasas.

Adopta estrategias de reducción de grasas como son las de evitar restaurantes que carezcan de opciones saludables en el menú, y pide que te traigan por separado las salsas y el aliño de la ensalada. Estudiando los envases de los alimentos en el supermercado, podemos percatarnos rápidamente del contenido graso de aquellos. Todos los envases de alimentos deben dar la lista de ingredientes por orden de cantidades, de modo que los alimentos más sanos mostrarán las grasas como uno de los últimos ingredientes. Mantequilla, margarina, sebo, manteca de cerdo y aceites son todos fuentes de grasas que se encuentran en los alimentos procesados y en las recetas. Empieza a recoger recetas y libros de cocina que se concentren en alimentos pobres en grasas.

• **Hecho 5.** Todos los alimentos se convertirán en grasa almacenada si se consumen en exceso de las necesidades energéticas. Las necesidades de proteínas y grasas de los seres humanos suelen ser fijas, y los hidratos de carbono complejos deberían contribuir con energía (calorías) cuando se necesite. Para reducir los acúmulos de grasa en el cuerpo, es necesario utilizar más energía de la que se consume en los alimentos, por medio de actividades y ejercicios corporales. El contenido en nutrientes de los alimentos debe ser elevado, especialmente si se consumen menos calorías. Los dulces (hidratos de carbono simples) deberían ser evitados, debido a la baja densidad de nutrientes y al alto contenido en grasas que a menudo se encuentra en ellos.

• **Hecho 6.** Las dietas muy bajas en calorías y la carencia de ejercicio contribuyen a quemar tanto la masa muscular como la grasa corporal. Esta condición es muy malsana para el cuerpo, y el hambre, de rebote, da como resultado que se recupere la grasa corporal. El cuerpo recupera la grasa más fácilmente, y con el tiempo cambia la composición del cuerpo a un mayor porcentaje de grasa. El enfoque correcto es el de aumentar gradualmente el ejercicio al tiempo que se disminuye gradualmente la ingesta de calorías. Un cambio rápido no funcionará a largo plazo.

• **Hecho 7.** Un cuerpo bien ejercitado estará bioquímicamente entrenado para utilizar más eficientemente las grasas procedentes de la dieta y de las reservas como fuentes de energía. La tendencia a almacenar grasas se reduce con el entrenamiento atlético. Si la intensidad del ejercicio es lo bastante alta, el cuerpo quemará energía durante horas después de que el ejercicio haya acabado. Este efecto incrementa el Metabolismo Basal (MB), que es la energía que se quema en reposo. Sin el aumento del MB inducido por el ejercicio, hacer una dieta para perder grasa corporal se convierte en un ejercicio de futilidad.

Ingestas recomendadas de nutrientes

En el Reino Unido han existido durante más de treinta años unas pautas que son la Ingesta Recomendada de Nutrientes y las Cantidades Diarias Recomendadas de energía y de nutrientes en los alimentos.

A fin de ponerlas al día a la luz de las informaciones más recientes, el oficial jefe médico del Departamento de Salud pidió al Comité sobre Aspectos Médicos de la Política Alimentaria (COMA) que estableciera una comisión de expertos para considerar el asunto. La comisión revisó las pautas y llegó a otras nuevas, que son las siguientes:

Requerimiento Medio Estimado (RME)

La cantidad estimada por la comisión como requerimiento o necesidad medios, de energía o de un nutriente, procedentes de los alimentos. Está claro que mucha gente necesitará más que la media, y que también mucha gente necesitará menos.

Referencia de Ingesta de Nutrientes (RIN)

La cantidad de un nutriente que es suficiente para casi cualquier individuo, incluso para quienes tienen elevadas necesidades del nutriente. Este nivel de ingesta es, por consiguiente, considerablemente superior a lo que la mayoría de la gente necesita. Si los individuos consumen la RIN de un nutriente, es muy improbable que puedan tener deficiencias de ese nutriente. Las RIN son equivalentes en definición a los viejos ADR.

Referencia Inferior de Ingesta de Nutrientes (RIIN)

La cantidad de un nutriente que es suficiente para sólo el pequeño número de personas que tienen bajas necesidades. La mayoría de la gente necesitará más que la RIIN, si ha de comer lo suficiente. Los individuos que habitualmente comen un nutriente en cantidades por debajo del nivel de la RIIN, tendrán una deficiencia en ese nutriente casi con toda certeza.

Ingesta de Seguridad

Término que normalmente se utiliza para indicar la ingesta de un nutriente del que no hay suficiente información como para estimar sus requerimientos. Una ingesta de seguridad es la que se considera adecuada para las necesidades de casi todo el mundo, pero sin ser tan grande que pueda causar efectos indeseables.

Principales recomendaciones
sobre la dieta

ENERGÍA

Las necesidades energéticas de las gentes del Reino Unido son estimadas de la manera siguiente por el COMA:

REQUERIMIENTOS MEDIOS ESTIMADOS DE ENERGIA (KCAL*/DIA)

Edad	Hombres	Mujeres
0-3 meses	545	515
4-6 meses	690	645
7-9 meses	825	765
10-12 meses	920	865
1-3 años	1.230	1.165
4-6 años	1.715	1.545
7-10 años	1.970	1.740
11-14 años	2.220	1.845
15-18 años	2.755	2.110
19-50 años	2.550	1.940
51-59 años	2.500	1.900
60-64 años	2.380	1.900
65-74 años	2.330	1.900
75 + años	2.110	1.810

* Ver Glosario en página 175.

Las anteriores cifras para la energía se basan en los bajos niveles de actividad del presente. Hubo un amplio acuerdo en que era necesario un aumento en el gasto de energía para la población en su conjunto, el cual, si se lograba, significaría un aumento en las cifras anteriores.

HIDRATOS DE CARBONO

Las recomendaciones del comité fueron de que aproximadamente el 37 por 100 del contenido energético de la dieta debería provenir de féculas, azúcares intrínsecos y lactosa (azúcar de la leche). Cualquiera que obtenga de las fuentes de hidratos de carbono un porcentaje de energía inferior a aquél, probablemente dependerá demasiado fuertemente de las grasas y de las proteínas como fuente de energía.

La comisión creyó que no debería derivarse de azúcares extrínsecos (esto es, dulces y confites) más del 10 por 100 del contenido energético de la dieta, pues por encima de ese nivel habrían riesgos acompañantes de caries dental, etcétera.

FIBRA

La comisión propuso que la ingesta media de fibra (medida como polisacáridos no asimilables) debería ser de 18 gramos al día en los adultos, con un espectro de ingesta individual de 12-24 gramos, dependiendo del tamaño corporal.

Una revisión de las ingestas de fibra demostró que una ingesta diaria de polisacáridos no asimilables superior a los 32 gramos, no iba asociada a efectos adversos. Sin embargo, la posibilidad de que el contenido en fitato de la fibra pudiera ligar minerales volviéndolos indisponibles para el cuerpo, no debería ser subestimada.

PROTEÍNAS

Las cifras de 1991 del COMA para las proteínas, basadas en recomendaciones de la Organización Mundial de la Salud, son bastante inferiores a recomendaciones anteriores. Esto se debe a que en el pasado las cifras se basaban en el hecho de que la gente del Reino Unido obtenía al menos el 10 por 100 de su energía como proteína, más que en las necesidades reales del cuerpo. Se ha creído que la ingesta máxima de proteína para una persona normal no debería exceder del doble de la RIN. La excepción puede estar en personas muy activas, o en quienes realizan deportes de fuerza.

GRASA

La comisión decidió que el tipo específico de grasa consumido era más importante que su cantidad. De aquí que sea concebible que alguien con una elevada ingesta total de grasas pueda hallarse en una situación de menor riesgo para la salud que alguien con una inferior ingesta total de grasas, simplemente por la diferencia en los tipos de grasa comidos.

Las recomendaciones del COMA sobre las grasas se muestran en la tabla siguiente:

Edad	(g/día)
0-3 meses	12,5
4-6 meses	12,7
7-9 meses	13,7
10-12 meses	14,9
1-3 años	14,5
4-6 años	19,7
7-10 años	28,3
11-14 años (hombres)	42,1
11-14 años (mujeres)	41,2
15-18 años (hombres)	55,2
15-18 años (mujeres)	45,4
19-49 años (hombres)	55,5
19-49 años (mujeres)	45,0
50+ años (hombres)	53,3
50+ años (mujeres)	46,5
Embarazo	51,0
Lactancia (0-6 meses)	56,0
(6+ meses)	53,0

- El contenido graso total de la dieta debería proporcionar por término medio el 33 por 100 de la ingesta total de energía.

- No más del 10 por 100 de la ingesta total de energía debería provenir de ácidos grasos saturados.

- Aproximadamente el 6 por 100 de la ingesta total de energía debería provenir de ácidos grasos poliinsaturados.

- Aproximadamente el 12 por 100 de la ingesta total de energía debería provenir de ácidos grasos monoinsaturados.

- Los ácidos grasos trans (que se encuentran en los aceites procesados con calor) deberían no proporcionar más del 2 por 100 de la ingesta total de energía.

* * *

Vitaminas y minerales

El informe de 1991 del COMA también detalla recomendaciones para la ingesta diaria de vitaminas y minerales. Estas se tratan por separado en la parte correspondiente de este libro.

ÍNDICE DE VITAMINAS

Vitamina A

¿Sabías que?

- La vitamina A aparece bajo dos formas: como vitamina A preformada, o retinol y como provitamina A, o beta-caroteno.
- A la vitamina A se la conoce como la vitamina de la visión, por contribuir a la visión ocular.
- La vitamina A es liposoluble; se almacena en el hígado y no es necesario recargarse de ella cada día.

Beneficios

- La vitamina A ayuda a mantener la salud de piel, dientes y huesos, y de las membranas mucosas de nariz, garganta y pulmón.
- Es necesaria para la formación de un pigmento del ojo que interviene en la visión nocturna, y es esencial para la visión con luz tenue.
- La vitamina A es necesaria para un adecuado desarrollo del feto en la matriz.

Síntomas carenciales

- Una deficiencia grave conduce a diversos cambios físicos en el ojo, y conducirá finalmente a la ceguera.
- Una deficiencia marginal conducirá a una susceptibilidad aumentada a infecciones del tracto respiratorio y a problemas de la piel.

Unidad de medida

- UI (unidades internacionales) o ER (equivalentes de retinol).

Requerimientos (RIN)

VALORES DE RIN (COMA 1991) PARA LA VITAMINA A		
Edad	(µg/día)	(UI/día)
0-12 meses	350	1.167
1-6 años	400	1.333
7-10 años	500	1.667
11 + años(mujer)	600	2.000
11-14 años (hombre)	600	2.000
15 + años (hombre)	700	2.333
Embarazo	700	2.333
Lactancia	950	3.167

Mejores fuentes alimentarias

* Hígado, zanahorias, leche, margarina y mantequilla.

Alimento	Retinol		Alimento	Retinol	
	(µg/100g)	(UI/100g)		(µg/100g)	(UI/100g)
Aceite de hígado de halibut ...	900.000	3.000.000	Huevos	190	633
Hígado de cordero	19.900	66.333	Riñón de cerdo .	160	533
Aceite de hígado de bacalao ..	18.000	60.000	Leche	56	187
Margarina	800	2.667	Caballa	45	150
Mantequilla	985	3.283	Temen	10	33
Queso cheddar	363	1.210	Sardinas culata .	7	23

¿Quiénes pueden necesitar un suplemento?

* Vegetarianos
* Diabéticos (los cuales no pueden convertir eficientemente el beta-caroteno en vitamina A).
* Quienes padecen el síndrome de mala absorción de
  grasas.
* Quienes padecen otros problemas de absorción (por
  ejemplo, los pacientes celíacos o con gastrectomía).

Usos terapéuticos

- La vitamina A se utiliza con éxito en el tratamiento de algunas afecciones de la piel, por ejemplo, el acné y la psoriasis.

—— RIESGOS ——

Tomada en exceso, la vitamina A puede conducir a toxicidad, por acumularse en el hígado. Sin embargo, no deja de tener un elevado margen de seguridad por cuanto que las ingestas diarias regulares han de exceder los 7.500 µg (25.000 UI) en las mujeres, y los 9.000 µg (30.000 UI) en los hombres, antes de que se experimenten efectos secundarios. La ingesta de vitamina A por parte de mujeres embarazadas, o que pueden quedar embarazadas, no debería exceder de los 3.300 µg (11.000 UI) por día (teniendo en cuenta la combinación de alimentos y suplementos), salvo indicación expresa. Los efectos del exceso de vitamina A tomarán la forma de desescamación de la piel, dolores articulares, hepatomegalia y náuseas. La toxicidad de la vitamina A suele ser completamente reversible.

INTERACCIONES Y CONTRAINDICACIONES

Las vitaminas A y D aparecen juntas en muchas fuentes alimentarias, aunque no sean dependientes una de la otra para su absorción o utilización. Una deficiencia de cinc puede afectar a la función de la vitamina A, y viceversa. La vitamina A no debería tornarse conjuntamente con medicación para el acné derivada de la vitamina A. Las necesidades de vitamina A disminuyen mientras se usa la píldora anticonceptiva.

* * *

Beta-caroteno

¿Sabías que?

- El beta-caroteno se encuentra en el pigmento amarillo o naranja presente en muchas frutas y verduras.
- El cuerpo humano puede convertir fácilmente el beta-caroteno en vitamina A.
- En 1830 se aisló el pigmento amarillo de las zanahorias, llamándosele caroteno; sin embargo, no fue sino hasta 1919 que cuando se conoció la conexión entre el caroteno y la vitamina A.
- Se sabe hoy en día que las personas con un alto nivel de beta-caroteno en su dieta tienen menos probabilidades de desarrollar ciertos tipos de cánceres que otras personas con inferiores ingestas de este nutriente.

Beneficios

- Además de todas las funciones de la vitamina A, se cree que el beta-caroteno es una trampa de radicales libres. Esto significa que tiene la capacidad de proteger los contenidos celulares delicados frente a posibles daños.

Síntomas carenciales

- Los síntomas por deficiencia de beta-caroteno son los mismos que para la vitamina A.

Unidad de medida

- Las UI de beta-caroteno no deberían confundirse con las UI de actividad de la vitamina A. (Sólo las UI de vitamina A tienen significado científico.) Las UI de beta-caroteno divididas por tres nos dan las UI de actividad de vitamina A, de modo que un suplemento de beta-caroteno tradicionalmente etiquetado como 25.000 UI (15 mg), proporcionará al cuerpo 8.333 UI de vitamina A.

Requerimientos (RIN)

- Dado que el beta-caroteno de la dieta se suma a la ingesta total de vitamina A, no hay un requerimiento separado de beta-caroteno.

Mejores fuentes alimentarias

Beta-caroteno que proporciona vitamina A		
Alimento	(µg/100 g)	(UI/100 g)
Zanahorias (viejas)	12.000	6.667
Espinacas	6.000	3.333
Batata	4.000	2.233
Albaricoques secos	3.600	2.000
Berro	3.000	1.667
Mango	1.200	667
Tomates	600	333
Col	300	167
Guisante congelados	300	167
Patatas	0	0

¿Quiénes pueden necesitar un suplemento?

- Numerosos estudios demuestran hoy en día que una ingesta reducida de beta-caroteno se asocia con el desarrollo de cáncer y de dolencias cardiacas. Teniendo esto presente, los expertos en nutrición subrayan la importancia de tomar a diario dos o tres piezas de fruta y verdura. Si no se alcanza este nivel dietético, puede ser aconsejable un suplemento de beta-caroteno.
- Se recomienda también un suplemento de beta-caroteno antes de una exposición prolongada al sol ardiente. Puede ayudar a proteger la piel frente al daño inducido por los ultravioleta, y puede incluso proteger a largo plazo frente al cáncer de piel.

N.B. El Acta de las Medicinas de 1968 prohibe estrictamente que producto alguno sea recomendado para el tratamiento del cáncer.

———— RIESGOS ————

El beta-caroteno es una forma enormemente segura de tomar la vitamina A, pues a niveles muy elevados de ingesta de beta-caroteno, la conversión de beta-caroteno a vitamina A que tiene lugar en el cuerpo se enlentece espectacularmente.

El único efecto secundario que tiene lugar con niveles altos de beta-caroteno es la «carotenemia», una afección inocua en la que la piel adquiere un tono ligeramente anaranjado. Esta es reversible deteniendo la suplementación con beta-caroteno. La carotenemia puede ocurrir a dosis de aproximadamente 30 miligramos diarios, y superiores.

INTERACCIONES Y CONTRAINDICACIONES

El beta-caroteno no puede ser convertido en vitamina A adecuadamente por los diabéticos, o por quienes padecen hipotiroidismo o una grave disfunción hepática. Estas personas no deberían, por tanto, depender del beta-caroteno como fuente de actividad de la vitamina A.

Las vitaminas B

¿Sabías que?

- Hay ocho vitaminas B diferentes, que operan mejor juntas (sinérgicamente) que por separado. Es por esto que se hace referencia a las vitaminas B como el complejo-B.
- Todas las vitaminas del complejo-B son hidrosolubles, de modo que es vital ingerirlas a diario.

- Las vitaminas del complejo-B son:

Tiamina (B_1);   Piridoxina (B_6);
Riboflavina (B_2);   Biotina;
Niacina (B_3);   Ácido fólico;
Ácido pantoténico (B_5);   Cobalamina (B_{12}).

Tiamina (B_1)

¿Sabías que?

- La tiamina se conoce como la «vitamina del ánimo», por los beneficiosos efectos que tiene sobre el sistema nervioso y el estado de ánimo.
- La gente con un bajo nivel de tiamina parece ser molestada más por los insectos.
- Se ha encontrado que la gente con enfermedades cardiacas tiene niveles de tiamina inferiores a lo normal en su músculo cardíaco.
- Se vio que el beriberi era prevenible si se comía arroz integral. En 1926 dos doctores aislaron el ingrediente activo, que resultó ser tiamina.
- La tiamina es muy delicada y se destruye con facilidad; después de la vitamina C, es la vitamina menos estable.
- El alcohol destruye la tiamina.

Beneficios

- La tiamina asegura la alerta mental.
- Es vital para la liberación de energía a partir de hidratos de carbono, grasas y alcohol.
- Durante el embarazo, la tiamina asegura el correcto crecimiento del feto.
- La tiamina asegura una buena digestión.

Síntomas carenciales

- La deficiencia grave es hoy en día muy rara en Occidente, pero ingestas muy bajas conducen al beriberi; los síntomas de éste son debilidad muscular, náuseas, pérdida de apetito, y retención de agua.
- Una deficiencia menor conducirá a problemas mentales, como pérdida de concentración, depresión, irritabilidad y pérdida de memoria. También se produce pérdida de peso y trastornos digestivos.
- Probablemente el primer síntoma de deficiencia sea una náusea continua.

Unidad de medida

- Mg (miligramos).

Requerimientos (RIN)

VALORES DE RIN (COMA 1991) PARA LA TIAMINA	
Edad	(mg/día)
0-9 meses	0,2
10-12 meses	0,3
1-3 años	0,5
4-10 años	0,7
11-14 años (mujeres)	0,7
11-14 años (hombres)	1,0
15-18 años (hombres)	1,1
15+ años (mujeres)	0,8
19-50 años (hombres)	1,0
50 + años (hombres)	0,9
Embarazo (último trimestre)	0,9
Lactancia	1,0

Mejores fuentes alimentarias

Alimento	Tiamina (mg/100 g)
Extracto de levadura	3,1
copos de cereales enriquecidos	1,8
Soja seca	1,10
Chuleta de cerdo	0,57
Arroz	0,41
Pan integral	0,34
Guisantes congelados	0,32
Cacahuetes tostados	0,23
Pan blanco	0,21
Patatas	0,2
Pollo	0,11
Estofado de ternera	0,06
Leche	0,05

¿Quiénes pueden necesitar un suplemento?

- Ancianos.
- Mujeres embarazadas.
- Fumadores.
- Alcohólicos.
- Personas sometidas a estrés físico o mental.
- Personas con elevada ingesta de carbohidratos.
- Convalecientes de cirugía o accidentes.

Usos terapéuticos

- Ciática.
- Lumbago.
- Disuasor para las mordeduras de insectos.

——— RIESGOS ———

La tiamina es una vitamina muy segura. Los adultos pueden tomar grandes cantidades por vía oral durante largo tiempo sin problemas. A veces surgen reacciones alérgicas cuando se inyecta tiamina en el cuerpo.

* * *

Riboflavina (B$_2$)

¿Sabías que?

- La riboflavina tiene color amarillo y se ha usado, en consecuencia, como colorante alimentario.
- La riboflavina cs hidrosoluble, de modo que una ingesta diaria regular resulta vital.
- Es muy sensible a la luz, de manera que una jarra de leche expuesta al sol en el portal de la casa, perderá casi todo su contenido en vitamina B$_{12}$.

Beneficios

- La riboflavina forma dos co-enzimas esenciales, (dinucleótido de flavina y mononucleótido de flavina), ambos de los cuales son responsables de la conversión de proteínas, grasas y azúcares en sustancias que el cuerpo puede utilizar.
- La riboflavina es importante para una piel y un cabello sanos.

Síntomas carenciales

- Herpes.
- Ojos ardientes e irritados que se cansan con facilidad y son sensibles a la luz.

- Dermatitis.
- Pérdida de pelo.

Unidad de medida

- Mg (miligramos).

Requerimientos (RIN)

VALORES DE RIN (COMA 1991) PARA LA RIBOFLAVINA	
Edad	(mg/día)
0-12 meses	0,4
1-3 años	0,6
4-6 años	0,8
7-10 años	1,0
11-14 años (hombres)	1,2
11÷ años (mujeres)	1,1
15+ años (hombres)	1,3
Embarazo	1,4
Lactancia	1,6

Mejores fuentes alimentarias

Alimento	Riboflavina (mg/100 g)
Extracto de levadura	11,0
Hígado de cordero	4,64
Riñón de cerdo	2,58
Copos de cereales enriquecidos	1,6
Germen de trigo	0,61
Queso cheddar	0,5
Huevos	0,47
Estofado de ternera	0,23
Leche	0,17
Pollo	0,13

¿Quiénes pueden necesitar un suplemento?

- Mujeres que utilizan la píldora anticonceptiva.
- Adultos con hábitos alimenticios irregulares o pobres.
- Vegetarianos y veganos.

Usos terapéuticos

- Para llagas y úlceras.
- Para problemas oculares.
- Para migrañas (aunque no haya una explicación para esto).
- Para los calambres musculares.

──── RIESGOS ────

La riboflavina es una vitamina segura, y no se han registrado nunca casos de envenenamiento por riboflavina.

INTERACCIONES Y CONTRAINDICACIONES

La riboflavina es una de las vitaminas del complejo-B, y funciona mejor cuando se toma junto con las otras vitaminas B. Sin embargo, puede tomarse por sí sola para una terapia nutricional específica; en este caso debería tomarse junto con levadura de cerveza. La riboflavina puede a veces causar una inofensiva coloración amarilla en la orina.

* * *

Niacina (B₃)

¿Sabías que?

- La niacina aparece bajo dos formas: como ácido (ácido nicotínico) y como amida (nicotinamida), ninguno de las cuales tiene nada en común con la nicotina.
- A la niacina también se le ha llamado la vitamina «PP», por prevenir la pelagra, una enfermedad debida a la deficiencia de niacina cuyos síntomas son diarrea, dermatitis y demencia.
- Al igual que las otras vitaminas B, la niacina es hidrosoluble.
- Además de la niacina preformada que puede aparecer en los alimentos, la niacina también puede ser formada en el cuerpo a partir de un aminoácido llamado triptófano. Se requieren sesenta moléculas de triptófano para hacer una molécula de niacina.

Beneficios

- La forma ácida, el ácido nicotínico, juega un importante papel en el sistema nervioso y la circulación.
- La forma amida, la nicotinamida, procesa hidratos de carbono, grasas y proteínas como parte de la producción de energía.

Síntomas carenciales

- Diarrea, dermatitis y demencia (pelagra).
- Tensión nerviosa.

Unidad de medida

- Mg (miligramos).

Requrimientos (RIN)

VALORES DE RIN (COMA 1991) PARA LA NIACINA	
Edad	(mg/día)
0-6 meses	3
7-9 meses	4
10-12 meses	5
1-3 años	8
4-6 años	11
7-10 años	12
11-14 años (mujeres)	12
11-14 años (hombres)	15
15-18 años (mujeres)	14
15-18 años (hombres)	18
19-50 años (mujeres)	13
19-50 años (hombres)	17
50+ años (mujeres)	12
50+ años (hombres)	16
Lactancia	15

Mejores fuentes alimentarias

Alimento	Niacina (mg/100 g)	Triptófano (mg/100 g)	Equi. en niacina (mg/100g)
Café instantáneo	24,8	186	27,9
Pollo	5,9	221	9,6
Estofado de ternera	4,2	258	8,5
Chuleta de cerdo	4,2	180	7,2
Queso cheddar	0,1	367	6,2
Pescado blanco	2,9	189	6,0
Judías Mung secas	2,0	210	5,5
Huevos	0,1	217	3,7
Guisantes congelados	1,6	58	2,6
Pan integral	4,1*	108	1,8
Patatas	0,6	52	1,5

* El cuerpo no puede disponer de la niacina que aparece en el pan integral; la cifra del equivalente en niacina proviene de la contribución en triptófano.

¿Quiénes pueden necesitar un suplemento?

- Esquizofrénicos.
- Alcohólicos.

Usos terapéuticos

- Los pacientes de artritis han descubierto que la suplementación de niacina puede mejorar la movilidad.
- Los alcohólicos muestran el mismo tipo de trastorno mental que los esquizofrénicos, y ambos grupos responden mejor a la suplementación por megadosis (estrictamente bajo supervisión médica) que a muchos tratamientos farmacológicos.
- Se ha sabido que las megadosis de niacina, bajo supervisión médica, reducen el colesterol en sangre.

―――――― **RIESGOS** ――――――

El ácido nicotínico puede causar sofoco si se toma en megadosis. La Asociación de Productores Dietéticos recomienda, en consecuencia, que el ácido nicotínico no esté disponible en forma de liberación lenta, y que la dosis máxima sea de 100 miligramos. La nicotinamida se considera segura hasta 2.000 mg/día.

INTERACCIONES Y CONTRAINDICACIONES

La niacina opera junto con las otras vitaminas del complejo-B, pero puede tomarse por separado como parte de una terapia nutricional. Si se toma sola, debería combinarse con tiamina y piridoxina, cuya torna conjunta asegura la estabilidad nerviosa y la conversión del L-triptófano en ácido nicotínico. La gente que padece diabetes, gota, úlcera de estómago o problemas hepáticos no debería tornar ácido nicotínico.

* * *

Ácido pantoténico (B₅)

¿Sabías que?

- El ácido pantoténico, B_5, se conoce como B_3 en algunas partes de Europa.
- Su nombre proviene del griego *panthos,* que significa «por todas partes». El ácido pantoténico se encuentra ampliamente por todas partes: en nuestros tejidos corporales y en las plantas.
- El ácido pantoténico es hidrosoluble, de modo que una ingesta regular diaria resulta vital.
- Se aisló por primera vez de la cáscara de arroz en 1939.

Beneficios
- El ácido pantoténico es muy importante en el proceso de liberación de energía a partir de los alimentos. Esto se debe a que es parte de la co-enzima A, que juega un papel principalísimo en la liberación de energía.
- El ácido pantoténico se utiliza para hacer y renovar nuestros tejidos corporales.
- Es vital para la producción de anticuerpos (que forman parte de nuestro sistema inmunitario).

Síntomas carenciales
- Cansancio.
- Depresión.
- Pérdida de apetito.
- Calambres.
- Indigestión.
- Insomnio.

Unidad de medida
- Mg (miligramos).

Requerimientos (RIN)

El informe del COMA de 1991 no proporciona ingestas recomendadas específicas de ácido panténico, debido a que no existe un patrón de medida de las cantidades que ya hay en el cuerpo (factores como las bacterias intestinales, el uso de antibióticos —y por cuánto tiempo—, y demás, juegan todos su parte en esto). Sin embargo, una media de 3-7 miligramos diarios se considera suficiente para la mayoría de adultos.

Mejores fuentes alimentarias

Alimento	Ácido pantoténico (mg/100 g)
Levadura de cerveza	9,5
Hígado de cerdo	6,5
Extracto de levadura	3,8
Nueces	2,7
Salvado de trigo	2,4
Germen de trigo	2,2
Huevos	1,8
Aves de corral	1,2

¿Quiénes pueden necesitar un suplemento?

- Alcohólicos.
- Mujeres que usan la píldora anticonceptiva.
- Embarazadas.
- Fumadores.

Usos terapéuticos

- Alivio de las náuseas.
- Alivio del SPM.
- Tratamiento del síndrome de los «pies ardientes».
- Desórdenes de la piel.

——— RIESGOS ———

Hasta la fecha, el ácido pantoténico no se ha registrado como tóxico.

INTERACCIONES Y CONTRAINDICACIONES

Como una de las vitaminas del complejo-B, el ácido pantoténico funciona mejor cuando se toma como parte del complejo, aunque pueda tomarse por sí solo como parte de una terapia nutricional.

Se relaciona con la riboflavina en su función de producción de energía.

---

* * *

Piridoxina (B₆)

¿Sabías que?

- La piridoxina es más conocida como «vitamina de las mujeres», por ser particularmente beneficiosa para las mujeres.
- La piridoxina es hidrosoluble, de modo que una ingesta regular diaria es vital.
- La piridoxina es esencial para producir adrenalina e insulina.
- Es razonablemente resistente al calor, pero es lixiviada por el agua.
- Las dietas ricas en proteína aumentan la necesidad de piridoxina.
- Los alcohólicos tienen bajos niveles de piridoxina.

Beneficios

- La piridoxina es esencial para la producción de energía.

- Es vital para el sistema nervioso.
- La piridoxina se halla involucrada en el metabolismo de las proteínas.

Síntomas carenciales

- SPM.
- Seborrea (piel grasa con costras y escamas) alrededor de ojos, nariz y boca.
- Recuento disminuido de glóbulos blancos en sangre.
- Tobillos, abdomen y dedos hinchados.

Unidad de medida

- Mg (miligramos).

Requerimientos (RIN)

VALORES DE RIN (COMA 1991) PARA LA PIRIDOXINA*	
Edad	(mg/día)
0-6 meses	0,2
7-9 meses	0,3
10-12 meses	0,4
1-3 años	0,7
4-6 años	0,9
7-10 años	1,0
11-14 años (hombres)	1,2
11+ años (mujer)	1,0
15-18 años (hombres)	1,5
19+ años (hombres)	1,4

* Basados en la ingesta de proteína, que proporciona el 14,7 por 100 de la ingesta diaria de energía.

Mejores fuentes alimentarias

Alimento	Vitamina B$_6$ (mg/100g)
Germen de trigo	0,95
Plátanos	0,51
Pavo	0,44
Pollo	0,29
Pescado Manco	0,29
Estofado de ternera	0,27
Coles de Bruselas	0,28
Patatas	0,25
Pan integral	0,12
Judías cocidas	0,12
Guisantes congelados	0,10
Pan blanco	0,07
Naranjas	0,06
Leche	0,06

¿Quiénes pueden necesitar un suplemento?

- Mujeres que usan la píldora anticonceptiva.
- Alcohólicos.
- Mujeres que están dando el pecho.
- Fumadores.
- Personas con enfermedades cardiacas.
- Mujeres que siguen una terapia de reemplazo hormonal.

Usos terapéuticos

- Cistitis.
- Gripe.
- Conjuntivitis.

——— **RIESGOS** ———

La piridoxina es de toma muy segura, sin que se hayan informado casos de toxicidad. Sin embargo, las dosis que superen los 100 miligramos diarios deberían quedar bajo una estricta supervisión médica.

INTERACCIONES Y CONTRAINDICACIONES

La piridoxina es una de las vitaminas del complejo-B, y por tanto idealmente debería tornarse como parte del complejo, aunque una suplementación de ella sola es aceptable como parte de una terapia nutricional.

* * *

Cobalamina (B$_{12}$)

¿Sabías que?

- Veganos y vegetarianos probablemente tendrán carencia de cobalamina, pues se encuentra en los productos cárnicos y normalmente no en los vegetales.
- La cobalamina fue la última vitamina verdadera en ser clasificada.

Beneficios

- La cobalamina mantiene un sistema nervioso sano.
- Promueve el crecimiento de los niños.
- Se necesita para la producción de los glóbulos rojos de la sangre.

- La cobalamina mantiene la «envoltura mielínica» protectora que rodea los nervios.
- La cobalamina se utiliza para metabolizar ácidos grasos.

Síntomas carenciales

- Anemia perniciosa, esto es, una carencia de glóbulos rojos sanguíneos.

NOTA: Si se toma suficiente ácido fólico, los síntomas de la anemia perniciosa quedan ocultos hasta haberse producido un daño neurológico irreversible.

- Problemas menstruales.
- Falta de atención.
- Temblores.

Unidad de medida

- µg (microgramos).

Requerimientos (RIN)

VALORES DE RIN (COMA 1991) PARA LA COBALAMINA	
Edad	(µg/día)
0-6 meses	0,3
7-12 meses	0,4
1-3 años	0,5
4-6 años	0,8
7-10 años	1,0
11-14 años	1,2
15+ años	1,5
Lactancia	2,0

Mejores fuentes alimentarias

Alimento	Vitamina B$_{12}$ (µg/100 g)
Hígado de cordero	54,0
Hígado de cerdo	23,0
Pescado blanco	2,0
Ternera, cordero, cerdo	2,0
Copos de cereales enriquecidos	1,7
Huevos	1,7
Extracto de levadura	0,5
Leche	0,4

¿Quiénes pueden necesitar un suplemento?

- Veganos y vegetarianos.
- Alcohólicos.
- Mujeres embarazadas.
- Ancianos
- Fumadores.
- Personas que toman medicación para las úlceras de estómago y afecciones similares.

Usos terapéuticos

- La gente que padece melancolía y paranoia responde positivamente a la cobalamina.
- Puede proporcionar alivio a síntomas como la fatiga mental y el deterioro de la memoria.
- La cobalamina detoxifica los productos químicos del humo del tabaco.

——— **RIESGOS** ———

La cobalamina es una vitamina muy segura, habiéndose llevado a cabo inyecciones de 3 miligramos diarios sin efectos secundarios.

INTERACCIONES Y CONTRAINDICACIONES
La cobalamina es parte del complejo-B, y, en consecuencia, opera mejor de manera sinérgica. Sin embargo, la suplementación sola de cobalamina para una terapia nutricional específica carece de riesgos.

---

* * *

Ácido fólico

¿Sabías que?

- Un estudio mostró que el 93 por 100 de los hombres, el 98 por 100 de las mujeres dc 18-54 años, y el 84 por 100 de las mujeres de más de 55 años de Gran Bretaña son deficientes en ácido fólico.
- Hasta un 65 por 100 del ácido fólico se pierde durante el cocinado.
- El ácido fólico fue denominado así porque se encuentra en las hojas verdes, o follaje.
- El ácido fólico es hidrosoluble, y sensible a luz, calor y aire.
- Una baja ingesta de ácido fólico se asocia con espina bífida.
- A las mujeres que pretenden iniciar una familia se les aconseja que se suplementen con ácido fólico antes de quedar embarazadas.

Beneficios

- El ácido fólico interviene en el traspaso del código genético a los hijos.
- También interviene en la formación de células sanas.
- El ácido fólico es necesario para la producción de ADN y la división celular.

Síntomas carenciales

- Anemia, cuyos síntomas son: debilidad, insomnio, olvidos, confusión mental y falta de aliento.

Unidad de medida

- µg (microgramos).

Requerimientos (RIN)

VALORES DE RIN (COMA 1991) PARA EL ÁCIDO EÓLICO	
Edad	(pg/día)
0-12 meses	50
1-3 años	70
4-6 años	100
7-10 años	150
11-años	200
Embarazo	300
Lactancia	260

Mejores fuentes alimentarias

Alimento	Ácido fólico (µg/100 g)
Levadura de cerveza	2.400
Germen de trigo	310
Salvado de trigo	260
Nueces	110
Hígado de cerdo	110
Verduras de hojas verdes	90
Germinados	80
Pan integral	39
Huevos	30
Pan blanco	27
Pescado graso	26
Plátanos	22
Patatas	14

¿Quiénes pueden necesitar un suplemento?

- Las mujeres embarazadas, pues el feto hace grandes demandas a los acúmulos de ácido fólico.
- Los ancianos, que tienden a tener dietas más pobres o una absorción deteriorada.
- Alcohólicos.

Usos terapéuticos

- Los suplementos de ácido fólico para el tratamiento de la anemia megaloblástica deberán usarse bajo supervisión médica, pues el ácido fólico puede enmascarar una deficiencia en vitamina B_{12}.

──────── **RIESGOS** ────────

El ácido fólico se considera, en general, de bajo riesgo, pero las megadosis (15 mg por día) han de evitarse. Por esta razón, no está disponible en dosis elevadas.

INTERACCIONES Y CONTRAINDICACIONES
Siendo una vitamina del complejo-B, es mejor tomar el ácido fólico como parte del complejo.

* * *

Biotina

¿Sabías que?

- La biotina, un miembro hidrosoluble del complejo-B, es a veces denominada «vitamina H» o «co-enzima R».
- Se descubrió por vez primera como un factor que protegía frente a la toxicidad de la clara de huevo cruda.

Beneficios

- Se requiere biotina para procesar hidratos de carbono, energía y grasas.
- La biotina previene del encanecimiento y la calvicie prematuros.

Síntomas carenciales

- En los adultos tiene lugar una dermatitis escamosa, también conocida como costra láctea cuando son los niños los que padecen la misma afección.
- Pérdida de pelo.
- La deficiencia de biotina es más común en bebés que en adultos.

Unidad de medida

- μg (microgramos).

Requerimientos (RIN)

El informe del COMA sugiere ingestas de 10-200 μg. La franja es amplia pues aún no se conoce lo bastante sobre la biotina. Las ingestas de hecho se encuentran entre 10 y 58 μg diarios.

Mejores fuentes alimentarias

Alimento	Biotina (μg/100 g)
Levadura de cerveza	80
Riñón de cerdo	32
Extracto de levadura	27
Hígado de cerdo	27
Salvado de trigo	14
Germen de trigo	12
Pollo	10
Cordero	6
Pan integral	6
Pescado graso	5

¿Quiénes pueden necesitar un suplemento?

- Niños que padecen dermatitis y enfermedad de Leiner.
- Mujeres embarazadas.

Usos terapéuticos

- Tratamiento de la costra láctea.
- Combate la dermatitis y el eccema.
- Se considera un alivio del *Cándida albicans.*

———————— **RIESGOS** ————————

Habiendo sido suministrada sin problemas a pequeños bebés en dosis de hasta 40 miligramos, la biotina se considera una vitamina carente de riesgos.

INTERACCIONES Y CONTRAINDICACIONES
Siendo la biotina parte del complejo-B, es mejor tomarla como parte del grupo de vitaminas B, aunque una suplementación de biotina por sí sola, como parte de una terapia nutricional, carece de riesgos.

* * *

Colina e inositol

¿Sabías que?

- Colina e inositol, miembros del complejo-B, se encuentran ambos dentro de nuestro cuerpo en las paredes celulares.

- La colina aumenta la producción de lecitina, la cual a su vez descompone las grasas.
- El inositol juega un papel en la respuesta a los impulsos nerviosos.
- El inositol se encuentra en grandes cantidades en el semen y en los órganos reproductores masculinos.
- El inositol no es una verdadera vitamina, pues nuestros cuerpos pueden producir una pequeña cantidad de él.

Beneficios

- El inositol previene el eccema.
- Se ha demostrado que el inositol reduce los niveles de irritabilidad y estrés.
- La colina ayuda a controlar el colesterol.

Síntomas carenciales

- Demencia senil
- Eccema.
- Hipertensión sanguínea.
- Nerviosismo.
- Sistema inmunitario reducido (pillando cualquier constipado que ande cerca).

Unidad de medida

- Mg (miligramos).

Requerimientos (RIN)

- Se recomienda tomar a diario entre 500 y 1.000 miligramos, tanto de colina como de inositol.

Mejores fuentes alimentarias

Alimento	Colina (mg/100 g)	Inositol (mg/100 g)
Hígado desecado	2.170	1.100
Corazón de temen	1.720	1.600
Hígado	650	340
Estofado de ternera	600	260
Levadura de cerveza	300	50
Nueces	220	180
Germinados	120	160
Cítricos	85	210
Pan integral	80	100
Plátanos	44	120

¿Quiénes pueden necesitar un suplemento?

- Las personas con mucho colesterol y/o arterias endurecidas.
- Gente con eccema.
- Gente que padece estrés y tensión.

Usos terapéuticos

- La colina mejora nuestra resistencia a enfermarnos.
- El inositol refuerza el sistema nervioso.
- La colina puede mejorar la angina y la trombosis cuando se toma como lecitina.

——— **RIESGOS** ———

Tanto colina como inositol son, en general, seguros, aunque las dosis altas (de varios gramos al día) se han conectado con un resultado de depresión.

INTERACCIONES Y CONTRAINDICACIONES

No se han registrado ningunas, ni para inositol ni para colina.

* * *

Paba

¿Sabías que?

- El nombre completo del PABA es el de *para-aminobenzoic acid* (ácido p-amino benzoico).
- El PABA es la más reciente adición al grupo del complejo-B, y hablando estrictamente no es una verdadera vitamina, sino parte del ácido fólico.
- Al PABA se le reconoce un valor cosmético, pues puede detener el encanecimiento del pelo.

Beneficios

- El papel del PABA aún no ha sido explorado por completo, pero se considera útil para:
- El metabolismo de los glóbulos rojos de la sangre y de los aminoácidos.
- Una piel sana.

Síntomas carenciales

- Debido a que la acción del PARA aún no se conoce por completo, tampoco son conocidos los síntomas carenciales.

Unidad de medida

- G (gramos).

Requerimientos (RIN)

- No hay todavía pautas oficiales respecto a la ingesta diaria de PABA.

Mejores fuentes alimentarias

No se han obtenido demasiadas cifras sobre la cantidad de PABA en los alimentos. Sin embargo, se sabe que hígado, huevos, germen de trigo y melazas son buenas fuentes.

Usos terapéuticos

- El principal uso aceptado para el PABA es como remedio del vitíligo (una afección caracterizada por la des-pigmentación de la piel).
- Se ha utilizado el PABA en el escleroderma (engrosamiento de la piel) y en el lupus eritematoso, otra grave afección de la piel. Sin embargo, las dosis utilizadas en los ensayos clínicos para estas afecciones fueron extremadamente elevadas, y no debería ser autoadministrado.

——— RIESGOS ———

Es mejor tomar el PABA junto con las otras vitaminas B, pero puede tomarse por sí solo si se requiere. Las dosis que exceden de 8 gramos diarios pueden dar por resultado un prurito constante y, más gravemente, afecciones hepáticas.

INTERACCIONES Y CONTRAINDICACIONES
No se han registrado ningunas hasta la fecha.

---

* * *

Vitamina C

¿Sabías que?

- La vitamina C se conoce también como «ácido ascórbico», nombre con el que aparece en las etiquetas de alimentos.

- Seres humanos, cobayas, monos y murciélago indio de la fruta son las únicas especies de nuestro planeta que no pueden producir la vitamina C; como resultado, dependemos de nuestra comida y de nuestra bebida para proveernos de esta vitamina.
- En 1768 James Lind advirtió formalmente que comer cítricos evitaba el escorbuto. Como resultado, los marineros ingleses solían llevar limas a bordo para prevenir el escorbuto, lo que condujo a que se les apodara «limeros».
- La vitamina C es muy delicada: es hidrosoluble, y sensible a calor, aire y luz. Nuestros cuerpos no pueden almacenarla, de modo que una ingesta regular diaria es vital.
- El tabaco agota la vitamina C, de modo que los fumadores necesitan una ingesta diaria superior a la de los no fumadores.

Beneficios

- La vitamina C interviene en más de 300 procesos biológicos, lo que explica porqué es tan importante.
- Es importante para que el sistema inmunitario funcione de modo efectivo.
- La vitamina C se utiliza para producir colágeno, el «cemento» intercelular del cuerpo.
- Acelera la regeneración de las heridas y de los tejidos rasgados, y asegura el crecimiento.
- La vitamina C ayuda al cuerpo a absorber el hierro de modo apropiado, y a desdoblar el ácido fólico en una forma que el cuerpo puede usar.

Síntomas carenciales

- Usualmente, lo primero en observarse son los signos del escorbuto, los cuales incluyen: encías sangrantes; dolores en músculos y articulaciones; piel seca y escamosa; facilidad para magullarse.

- Una deficiencia marginal prolongada puede predisponer al cáncer y a las afecciones cardíacas.

Unidad de medida

- Mg (miligramos).

Requerimientos (RIN)

VALORES DE RIN (COMA 1991) PARA LA VITAMINA C	
Edad	(mg/día)
0-12 meses	25
1-10 años	30
11-14 años	35
15 + años	40
Embarazo	50
Lactancia	70

Mejores fuentes alimentarias

- Patatas, zumos de frutas, frutos cítricos y verduras verdes.

Alimento	Vitamina C (mg/100g)
Grosella negra	200
Pimienta verde	100
Coles de Bruselas	90
Mango	80
Coliflor	60
Naranjas	50
Pomelo	40
Batatas	25
Tomates	20
Patatas nuevas	16
Octubre-diciembre	19
Enero-febrero	9
Marzo-mayo	8
Lechuga	15
Plátanos	10

¿Quiénes pueden necesitar un suplemento?

- Ancianos
- Enfermos.
- Mujeres embarazadas o que están dando el pecho.
- Atletas.
- Fumadores.
- Gente que bebe mucho alcohol.
- Gente que toma con regularidad antibióticos, aspirina, píldora anticonceptiva y esteroides.
- Los que tienen infecciones recurrentes.

Usos terapéuticos

- Resfriados y gripe.
- Para antes y después de un tratamiento dental.
- Alivio del estrés.
- Alcoholismo.
- Intoxicación.
- Osteoartritis.

───── RIESGOS ─────

Las personas con piedras en. el riñón deberían evitar las dosis elevadas de vitamina C (por «elevadas» se entiende más de 1 gramo diario). Si tomas dosis muy altas a diario (por encima de los 5 gramos), no detengas la dosis de golpe, sino reduce la cantidad de forma gradual.

Por lo demás, es una vitamina muy segura y el cuerpo expele con facilidad los excesos. Cuando el cuerpo está tratando de librarse de cantidades demasiado grandes de una vitamina C no deseada, puede producirse una diarrea moderada.

INTERACCIONES Y CONTRAINDICACIONES

Los bioflavonoides incrementan la actividad de la vitamina C; siempre aparecen en la naturaleza junto a la vitamina C. Son estables, a diferencia de la vitamina C, y aumentan su absorción.

Los niveles altos de vitamina C aumentarán los requerimientos de calcio.

La vitamina C es uno de los nutrientes antioxidantes (las vitaminas A, C y E y los minerales cinc y selenio).

La vitamina C puede diluir los antidepresivos tricíclicos.

---

* * *

Vitamina D

¿Sabías que?

- A la vitamina D se la llama la «vitamina del sol».
- Hay dos tipos de vitamina D:

Colecalciferol (vitamina D_3), que se encuentra en los aceites de hígados animales, y que se produce por la acción de la luz solar sobre los depósitos de colesterol de la piel, y *Ergocalciferol* (vitamina D_2) que se produce cuando la luz ultravioleta afecta al precursor ergosterol (la forma «vegetariana» de la vitamina D).

- En el siglo diecisiete, el clima brumoso y sombrío hizo que muchos niños ingleses tuvieran raquitismo (miembros torcidos y malformados). El raquitismo vino a ser conocido como la «enfermedad inglesa».
- Los niños necesitan más vitamina D que los adultos.
- La vitamina D se almacena en el hígado y es liposoluble.

Beneficios

- El papel más importante jugado por la vitamina D se halla en el desarrollo de los huesos. Funciona por conversión a una hormona que controla la absorción del calcio, lo que afecta al desarrollo de los huesos. Por esta razón, los niños tienen un requerimiento de vitamina D superior al de los adultos.
- La vitamina D es esencial para el desarrollo de dientes fuertes y sanos.

Síntomas carenciales

- La versión adulta del raquitismo es la osteomalacia, cuyos síntomas incluyen huesos quebradizos, dolores óseos y espasmos musculares.
- En los niños, las piernas patizambas son el signo más evidente de una deficiencia en vitamina D.
- El desarrollo de los dientes puede retrasarse en los niños.
- Los niños se desarrollan con una postura no natural.

Unidad de medida

- µg (microgramos) y UI (unidades internacionales). El factor de conversión es de 40 UI por cada 1 µg.

Requerimientos (RIN)

VALORES DE RIN (COMA 1991) PARA LA VITAMINA C		
Edad	(µg/día)	(UI/día)
0-6 meses	8,5	340
7 meses-3 años	7,0	280
Embarazo	10	400
Lactancia	10	400

La comisión del COMA decidió que en el grupo que va de los 3 a los 65 años, la vitamina D formada por la exposición de la piel al sol suele ser suficiente para satisfacer las necesidades, y que un suministro dietético adicional es, por consiguiente, innecesario en general.

Mejores fuentes alimentarias

Alimento	Vitamina D	
	(µg/100g)	(UI/100g)
Aceite de hígado de bacalao	212,5	8.500
Arenques	22,4	896
Salmón enlatado	12,5	500
Leche evaporada	4,0	160
Huevos	1,6	64
Mantequilla	0,8	32
Hígado	0,8	32
Queso cheddar	0,3	12
Leche entera	0,03	1,2
Leche desnatada	0	0

¿Quiénes pueden necesitar un suplemento?

- Vegetarianos y veganos, porque la vitamina D se encuentra, sobre todo, en productos animales.
- Los inmigrantes asiáticos, puesto que sus vestidos nacionales les impiden la exposición a los rayos del sol.
- La gente anciana o que no sale de casa, quienes probablemente no tengan suficiente exposición al sol.
- Las mujeres que han tenido una serie de embarazos, y en consecuencia han quedado pobres en calcio.
- Las mujeres que están dando el pecho y cuya leche podría tener falta de vitamina D, especialmente durante el invierno.

Usos terapéuticos

- Para el tratamiento del raquitismo (ocasionado por una deficiencia en vitamina D).
- Refuerza huesos y dientes.

—————— **RIESGOS** ——————

La vitamina D puede ser la más tóxica de todas las vitaminas, de modo que debe tenerse cuidado en no exceder las pautas recomendadas. Sin embargo, la vitamina D es segura hasta una cantidad cinco veces superior a la recomendada. Un exceso de vitamina D afectará a riñones, corazón y pulmón.

INTERACCIONES Y CONTRAINDICACIONES

La vitamina D es importante para la absorción de calcio y fosfato.

Aunque las vitaminas A y D a menudo se encuentran juntas, no son, de hecho, co-dependientes.

Cuando se toman ciertos fármacos cardíacos junto con vitamina D, tienen lugar arritmias cardíacas, de modo que consulta a tu doctor si esto puede afectarte.

---

* * *

Vitamina E (tocoferol)

¿Sabías que?

- Esta vitamina es uno de los nutrientes antioxidantes (los otros son las vitaminas A y C, y los minerales selenio y cinc).
- La vitamina E es muy buena para la piel.

- La vitamina E ha tenido muchos nombres, siendo uno de los primeros el de «vitamina antiesterilidad».
- La vitamina E se utiliza para tratar los sofocos de la menopausia, porque regula la temperatura del cuerpo.
- La vitamina E existe de modo natural bajo muchas formas diferentes, y con diferente fuerza.

Beneficios

- La vitamina E es un poderoso antioxidante.
- Desdobla las grasas.
- Proporciona energía.
- La vitamina E protege las células corporales y a otros nutrientes importantes.
- Ayuda a la regeneración de los tejidos.
- Previene la trombosis.
- La vitamina E incrementa la eficiencia del oxígeno, de modo que puede ponernos más en forma.
- La vitamina E es un agente anticoagulante.
- Es vital para que el sistema nervioso funcione correctamente.

Síntomas carenciales

- La deficiencia en vitamina E es improbable, pues se halla disponible amplia y fácilmente, y si pueden absorberse grasas y aceites no habrá problema alguno.
- No hay ninguna enfermedad específica que demuestra la deficiencia en vitamina E, pero se cree que una carencia crónica de esta vitamina conduce a un montón de enfermedades, al tiempo que se reconoce que algunas afecciones conducen a una carencia de vitamina E. Tales afecciones incluyen:

- Bajo recuento de glóbulos rojos sanguíneos, cirrosis hepática, alcoholismo, enfermedad celiaca, fibrosis cística.

Unidad de medida

- UI (unidades internacionales) y mg (miligramos).

Requerimientos (RIN)

- La cantidad de vitamina E requerida es dependiente de la cantidad de PUFA (*polyunsaturated fatty acids*, ácidos grasos poliinsaturados) de la dieta. El informe del COMA de 1991 decidió que la cantidad de PUFA varía tanto de una persona a otra, al igual que los requerimientos individuales de vitamina E, que era imposible llegar a una cantidad fija recomendada. Sin embargo, en los EE.UU. se ha juzgado conveniente 0,4 miligramos/g de PUFA. Si los PUFA proporcionan el 6 por 100 de la energía dietética, los hombres requerirían 7 miligramos por día, y las mujeres 5 miligramos por día.

Mejores fuentes alimentarias

Alimento	Vitamina E (mg/100 g)
Aceite de germen de trigo	178
Aceite de girasol	97
Pipas de girasol crudas	74
Aceite de girasol	73
Almendras	37
Mayonesa	19
Germen de trigo	17
Margarina dura	16
Manteca de cacahuete	9
Aceite de soja	8
Mantequilla	3
Espárrago	2,7
Espinaca	2,7
Brécol	0,7
Plátanos	0,3
Fresas	0,3

¿Quiénes pueden necesitar un suplemento?

- Quienes padecen la enfermedad de Parkinson.
- La gente con problemas cardiovasculares.

Usos terapéuticos

- Mujeres con problemas menstruales o menopáusicos.
- Tras pasar una operación, para acelerar la regeneración tisular.
- Las personas con pobre circulación y venas varicosas.

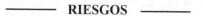

RIESGOS

La vitamina E se considera segura hasta cantidades de 3.200 miligramos al día. Los niveles por encima de las 800 UI se han asociado ocasionalmente con fatiga, náusea, aumento de la tensión sanguínea, y problemas gastrointestinales moderados. Estos síntomas son reversibles cuando se efectúa una disminución gradual de la ingesta.

INTERACCIONES Y CONTRAINDICACIONES

Si estás tomando medicinas anticoagulantes, sólo deberás tomar la vitamina E bajo la aprobación de tu médico.

La actividad de la vitamina E es aumentada por el selenio, y viceversa.

A los diabéticos se les aconseja, en general, evitar los suplementos de vitamina E.

ÍNDICE DE MINERALES

Boro

¿Sabías que?

- El boro es un mineral que sólo resulta esencial para las plantas.
- Sólo recientemente se ha reconocido que el boro juega un papel en la alimentación humana. Sus funciones exactas aún están por descubrir.

Beneficios

- Se cree que el boro es importante para mantener la densidad de los huesos, y se piensa que puede tener particular relevancia para las mujeres.
- El boro administrado a mujeres menopáusicas redujo la velocidad de pérdida de calcio y magnesio, y dobló los valores de un compuesto, metabolito del estrógeno, que es responsable de la retención de calcio en el hueso.
- Los huesos rotos curan antes con una suplementación de boro.
- Los síntomas de la artritis reumatoide disminuyen con una suplementación de boro.

Síntomas carenciales

- No se han reconocido todavía síntomas específicos en relación con la deficiencia de boro, aunque se ha documentado un caso de déficit de boro en los animales (crecimiento reducido).

Unidad de medida

- Mg (miligramos).

Requerimientos (RIN)

- Puesto que el boro aún no ha sido definido como esencial para la vida, no hay RIN hasta esta fecha.

Mejores fuentes alimentarias

Alimento	Boro (mg/100 g)
Soja	2,8
Ciruelas pasas	2,7
Uvas pasas	2,5
Almendras	2,3
Escaramujos	1,9
Cacahuetes	1,8
Avellanas	1,6
Dátiles	0,92
Vino	Hasta 0,85
Miel	0,72

——— RIESGOS ———

El boro es fatal cuando se aplica externamente como ácido bórico: el cuerpo absorbe el boro en cantidades demasiado grandes de este modo. La situación se exacerba si el boro se aplica en la piel rota o las membranas.

Vómitos y diarreas son los signos típicos de una intoxicación por boro.

Las dosis fatales son de 15-20 gramos, y de 3-6 gramos en niños, pero incluso 100 miligramos pueden producir efectos tóxicos. Las megadosis, de hasta 9 miligramos, tomadas por corto tiempo, suelen carecer de riesgos, pero déjate aconsejar por tu médico.

INTERACCIONES Y CONTRAINDICACIONES

Si se pierde boro como resultado de una osteoporosis, la pérdida parece compensarse con más calcio.

Estudios animales han mostrado que una deficiencia de vitamina D aumenta la necesidad de boro.

Calcio

¿Sabías que?

- El calcio es el mineral más abundante del cuerpo humano: más del 1,5 por 100 del peso total del cuerpo es calcio, que se encuentra en esqueleto y tejidos.
- Para ser absorbida, la cobalamina (vitamina B_{12}) necesita calcio.
- El calcio necesita vitamina D a fin de ser absorbida.
- Dependemos de lo que comemos y bebemos para proveemos de calcio, pues nuestros cuerpos no pueden producirlo.
- Los adultos pierden diariamente 400-600 miligramos de calcio.

Beneficios

- El calcio nos da huesos y dientes fuertes.
- Una correcta coagulación de la sangre requiere calcio.
- El calcio que se encuentra en el interior de las células del cuerpo transmite impulsos nerviosos.
- Una ingesta suficiente de calcio evitará la osteoporosis en las mujeres de más de 35 años.

Síntomas carenciales

- Los niños contraerán el raquitismo.
- Las mujeres menopáusicas contraerán osteoporosis.
- Hay una susceptibilidad aumentada a las fracturas de huesos, particularmente en los ancianos.

Unidad de medida

- Mg (miligramos).

Requerimientos (RIN)

VALORES DE RIN (COMA 1991) PARA EL CALCIO	
Edad	(mg/día)
0-12 meses	525
1-3 años	350
4-6 años	450
7-10 años	550
11-18 años (hombres)	1.000
11-18 años (mujeres)	800
19+ años	700
Lactancia	1.250

Mejores fuentes alimentarias

Alimento	Calcio (mg/100 g)
Leche en polvo desnatada	1.230
Queso cheddar	800
Sardinas	550
Tofu	506
Higos secos	280
Leche evaporada	260
Berro	220
Yogur natural	200
Leche	103
Cacahuetes tostados	61
Col	57
Pan integral	54
Huevos	52
Pescado blanco	22

¿Quiénes pueden necesitar un suplemento?

- Mujeres embarazadas y que están dando el pecho. Mujeres post-menopáusicas.
- Personas que toman antiácidos con regularidad.
- Veganos.

Usos terapéuticos

- El calcio ha sido relacionado con la enfermedad periodontal y su tratamiento. La enfermedad periodontal consiste en una reducción de la densidad del hueso.
- Estudios realizados en personas que padecían hipertensión, han mostrado una mejoría tras tomar suplementos de calcio.

RIESGOS

El calcio se puede tomar sin riesgos incluso en grandes cantidades, puesto que el cuerpo se libera por sí mismo de las cantidades que no quiere.

INTERACCIONES Y CONTRAINDICACIONES

El calcio y la vitamina D actúan conjuntamente, y el calcio no puede ser absorbido sin suficiente vitamina D.

Calcio y magnesio, y calcio y potasio, parecen estar relacionados en cuanto que niveles bajos de uno producen niveles elevados del otro.

Debe tenerse cuidado en evitar las cantidades excesivas de potasio, que pueden reducir los niveles de calcio.

Cinc

¿Sabías que?

- El cinc es un mineral traza: sólo se encuentran 2-3g en un cuerpo adulto.
- El cinc forma parte de más de 80 enzimas, lo que significa que tiene más funciones que cualquier otro mineral traza.

Beneficios

- El cinc conserva sanos uñas, piel y pelo.
- El cinc mantiene !os órganos reproductores tanto en hombres como en mujeres.

Síntomas carenciales

- Manchas blancas en las uñas.
- Acné, eccema y psoriasis, cuando éstos son causados por una deficiencia de cinc.
- Un sistema inmunitario disminuido —lo que significa pillar cualquier infección que pulule cerca.

Unidad de medida

- Mg (miligramos).

Requerimientos (RIN)

VALORES DE RIN (COMA 1991) PARA EL CINC	
Edad	(mg/día)
0-6 meses	4,0
7 meses- 3 años	5,0
4-6 años	6,5
7-10 años	7,0
11-14 años	9,0
15+ años (hombres)	9,5
15+ años (mujeres)	7,0
Lactancia (0-4 meses)	13,0
(4+ meses)	9,5

Mejores fuentes alimentarias

Alimento	Cinc (mg/100 g)
Queso cheddar	4,0
Estofado de ternera	3,8
Pan integral	1,8
Huevos	1,5
Pollo	1,1
Pan blanco	0,6
Leche	0,4
Pescado blanco	0,4
Patatas, viejas	0,3

¿Quiénes pueden necesitar un suplemento?

- Las mujeres embarazadas, puesto que el feto necesita cinc para desarrollarse.
- Los vegetarianos, pues los vegetales tienden a ligar el cinc, que entonces ya no es absorbido por el cuerpo.

Usos terapéuticos

- Los pacientes de artritis reumatoide pueden encontrar alguna mejoría con una suplementación de cinc, pues el cinc y los ácidos grasos esenciales se hallan interrelacionados.
- Trata los problemas de la próstata, o los previene.
- Para combatir el acné de los adolescentes.
- Para quienes padecen del resfriado comú, la fuerza combinada del cinc y de la vitamina C refuerzan el sistema inmunitario, y por tanto expulsan antes la infección.

———— RIESGOS ————

Se ha comprobado que las megadosis de cinc (150-450
mg diarios) causan en sangre un bajo recuento de glóbulos
blancos, y una disminución del tamaño de los glóbulos
rojos. 2.000 miligramos diarios ocasionan vómitos y trastornos gastrointestinales. 18,5 miligramos diarios pueden
reducir los niveles de cobre en sangre pero no aparecen
síntomas físicos. 15 miligramos diarios de zinc se consideran como un límite de seguridad, más allá del cual debería seguirse el consejo médico para un uso prolongado.

INTERACCIONES Y CONTRAINDICACIONES

El cinc se une con la vitamina A para liberar a ésta
del hígado. Las ingestas elevadas de cinc reducen los
niveles de cobre y hierro, mientras que una elevada
ingesta de hierro reduce a su vez los niveles de cinc,
igual que lo hacen las cantidades elevadas de cadmio.

---

* * *

Cobre

¿Sabías que?

- El cobre se utiliza en los artilugios anticonceptivos
  por ser tóxico para el esperma.
- La harina pierde el 70 por 100 de su contenido en
  cobre cuando se la refina.
- La deficiencia de cobre en la dieta se considera responsable de aumentar el riesgo de enfermedades
  cardiacas.

Beneficios

- El cobre interviene en nuestros cuerpos en numerosos procesos, como son:

- La producción de melanina, afectando, por tanto, al color de nuestra piel y de nuestro pelo.
- La producción de superóxido dismutasa, una sustancia que nos protege de los radicales libres y su daño a las células.

- El cobre transmite impulsos nerviosos al cerebro.
- Se utiliza en la producción de energía.
- El cobre se usa en la oxidación de ácidos grasos.
- Interviene en la transferencia de oxígeno en los músculos.

Síntomas carenciales

- Los bebés que carecen de cobre tienen la piel pálida, diarrea y venas dilatadas.
- Los adultos que carecen de cobre desarrollan anemia.
- El recuento de glóbulos blancos en la sangre cae en los adultos cuando hay carencia de cobre.
- A veces el sentido del gusto falla.

Unidad de medida

- Mg (miligramos).

Requerimientos (RIN)

VALORES DE RIN (COMA 1991) PARA EL COBRE	
Edad	(mg/día)
9-12 meses	0,3
1-3 años	0,4
4-6 años	0,6
7-10	0,7
11-14 años	0,8
15-16 años	1,0
18+ años	1,2
Lactancia	1,5

Mejores frentes alimentarias

Alimento	Cobre (mg/100 g)
Ostras	7,6
Buccinos	7,2
Hígado de cordero	6,0
Cangrejo	4,8
Levadura de cerveza	3,3
Aceitunas	1,6
Avellanas	1,4
Camarones	0,8
Bacalao	0,6
Pan integral	0,25
Guisantes	0,2

¿Quiénes pueden necesitar un suplemento?

- Si se toma un suplemento de cinc, puede necesitarse también un suplemento de cobre, puesto que el cinc agota las reservas de cobre.

- Las personas con síndrome de Menke (una rara enfermedad genética) necesitan una suplementación de cobre.

Usos terapéuticos

- Alivia los síntomas de la artritis.

- Combate los síntomas de la osteoartritis.

——— RIESGOS ———

La intoxicación es rara, aunque esto pudiera deberse a que la suplementación de cobre como único suplemento no es algo usual. Ingestas regulares de hasta 10 miligramo diarios son seguras, pero se aconseja no superarlas (Comité de Expertos FAO/OMS, 1971).

INTERACCIONES Y CONTRAINDICACIONES

Cobre y cinc están relacionados, pues el cinc agota el cobre.

Cobre y vitamina A están relacionados, pues la vitamina A requiere cobre y otros nutrientes para ser absorbida.

La vitamina C mejora la absorción de cobre.

---

* * *

Cromo

¿Sabías que?

- Conforme envejecemos retenemos menos cromo.

Beneficios

- El cromo desdobla el azúcar, de modo que pueda ser utilizado por el cuerpo: es un freno a la diabetes.
- El cromo mantiene correcta la presión de la sangre.

Síntomas carenciales

- Niveles elevados de azúcar en sangre.

- Niveles elevados de colesterol.
- Pobre tolerancia a la glucosa.

Unidad de medida

- µg (microgramos).

Requerimientos (RIN)

- No hay valores de RIN para el cromo en el informe del COMA, pero una cantidad diaria de más de 25 µg se considera adecuada y carente de riesgos.

Mejores fuentes alimentarias

Alimento	Cromo (mg/100 g)
Yema de huevo	183
Melazas	121
Levadura de cerveza	117
Ternera	57
Queso	56
Mosto	47
Pan integral	42
Salvado de trigo	38
Azúcar moreno	35
Miel	29
Patatas viejas	27
Germen de trigo	23
Pata de pollo	18
Espaguettis	15
Espinacas	10
Plátanos	10
Abadejo	7
Leche desnatada	2

¿Quiénes pueden necesitar un suplemento?

- Gente que tiende a la diabetes.
- Gente que desea reducir los niveles de colesterol y aumentar los de HDL (lipoproteínas de alta densidad).

Usos terapéuticos

- Atletas que desean desarrollar un músculo magro.

INTERACCIONES Y CONTRAINDICACIONES

El cinc quelado se ha visto que puede ser un buen substituto del cromo.

* * *

Hierro

¿Sabías que?

- El hierro se encuentra en los alimentos bajo dos formas diferentes: el hierro hemo es exclusivo de animales, pescados o aves, mientras que el hierro no-hemo se encuentra en frutas y verduras.
- La deficiencia más común entre todos los minerales y vitaminas es la de hierro, en el mundo entero (Organización Mundial de la Salud).
- Aunque el hierro abunda en el planeta, y es vital para los seres humanos, existe en cantidades muy pequeñas («traza») en nuestro cuerpo, alrededor de 4-5 gramos.

Beneficios

- El hierro es un ingrediente vital de la hemoglobina, el pigmento de la sangre.
- EL hierro es importante en la producción y liberación de energía.

- El hierro ayuda a mantener nuestros sistemas inmunitarios en funcionamiento apropiado.
- El hierro ayuda a los niños pequeños a crecer física y mentalmente.

Síntomas carenciales

- Cansancio, tez pálida, la conjuntiva del ojo es blanca en vez de tener su color rosado normal, las uñas de los dedos ya no son rosadas sino blancas.
- Si se permite que la deficiencia de hierro progrese más allá de los anteriores síntomas, se experimentan mareos, pulso acelerado, pérdida de apetito e insomnio.
- Los niños con carencia de hierro tendrán un crecimiento frenado, y sus capacidades mentales se verán dañadas.
- Prurito (picor generalizado por todo el cuerpo).

Unidad de medida

- Mg (miligramos).

Requerimientos (RIN)

VALORES DE RIN (COMA 1991) PARA EL HIERRO	
Edad	(mg/día)
0-3 meses	1,7
4-6 meses	4,3
7-12 meses	7,8
1-3 años	6,9
4-6 años	6,1
7-10 años	8,7
11 18 años (hombres)	11,3
11-50 años (mujeres)	14,8
19-50 años (hombres)	8,7
50 + años	8,7

Mejores fuentes alimentarias

Alimento	Hierro (mg/100 g)
Curry en polvo	29,6
Copos de cereales enriquecidos	16,7
Hígado de cordero	7,5
Riñón de cerdo	6,4
Orejones de albaricoque	4,1
Pan integral	2,7
Ternera en conserva	2,4
Chocolate	2,4
Huevos	2,0
Ternera	1,9
Berro	1,6
Pan blanco	1,6
Col	0,6
Vino tinto	0,5
Pescado blanco	0,5
Patatas	0,4

¿Quiénes pueden necesitar un suplemento?

- Las mujeres en edad de tener hijos, debido a sus pérdidas mensuales de sangre menstrual. Las mujeres con periodos muy fuertes necesitarán aumentar aún más su ingesta de hierro.
- Vegetarianos.
- Ancianos.
- Embarazadas.
- Mujeres que están dando el pecho.
- Adolescentes.
- Atletas.
- Alcohólicos.

Usos terapéuticos

- Alivia el prurito.
- Trata las incapacidades mentales de los niños pequeños.
- Revierte los problemas causados por su deficiencia.

————— **RIESGOS** —————

Se debe tener cuidado con el hierro, pues algunas personas no pueden tolerar grandes cantidades, y a los niños no deberían dárseles megadosis. Por lo demás, la intoxicación no es un problema común, y se han tomado cantidades diarias de 25-75 miligramos sin efectos secundarios.

> **INTERACCIONES Y CONTRAINDICACIONES**
>
> Es mejor tomar el hierro como parte de un suplemento multivitamínico/mineral general.
>
> La vitamina C mejora la absorción del hierro hemo (procedente de animales, pescados o aves de corral). El cobre es necesario para convertir el hierro en hemoglobina (usada en la producción de glóbulos rojos sanguíneos).

* * *

Magnesio

¿Sabías que?

- El magnesio es uno de los minerales más abundantes en el cuerpo humano, después del calcio y el fósforo.

- La mitad del magnesio del cuerpo se encuentra en los huesos, y el resto en los tejidos corporales.
- El magnesio es vital para la liberación de energía.
- Se requiere magnesio para hacer el ADN.
- Nuestros músculos y nervios necesitan magnesio para funcionar adecuadamente.

Beneficios

- El magnesio mete el dedo en todos los pasteles, hablando biológicamente. Esto significa que una carencia de magnesio tendrá repercusiones en casi todas las funciones del cuerpo.
- El magnesio es esencial para el crecimiento.
- Se utiliza para mantener sanos las células y tejidos del cuerpo.
- Mantiene las hormonas en operación correcta.
- Se cree que el magnesio tiene algún efecto protector sobre el corazón.
- Es esencial para los impulsos nerviosos.

Síntomas carenciales

- Es afectado el sistema nervioso, conduciendo a irritabilidad, tensión y estrés.
- Temblores y calambres musculares.
- Frecuente sensación de «alfileres».
- Arritmia (latido irregular del corazón).

Unidad de medida

- Mg (miligramos).

Requerimientos (RIN)

VALORES DE RIN (COMA 1991) PARA EL MAGNESIO	
Edad	(mg/día)
0-3 meses	55
4-6 meses	60
7-9 meses	75
10-12 meses	80
1-3 años	85
4-6 años	120
7-10 años	200
11-14 años	280
15-18 años	300
19+ años (hombres)	300
19+ años (mujeres)	270
Lactancia	320

Mejores fuentes alimentarias

Alimento	Magnesio (mg/100 g)
Cacahuetes tostados	180
Pan integral	76
Queso cheddar	25
Pescado blanco	23
Pollo	21
Estofado de ternera	18
Patatas	17
Naranjas	13
Huevos	12
Leche	10

¿Quiénes pueden necesitar un suplemento?

- Mujeres que padecen SPM.
- Alcohólicos.
- Gente que toma diuréticos.

Usos terapéuticos

- Tratamiento del SPM.
- Reducción de la hiperactividad.
- Los estudios demuestran que los pacientes de angina se han beneficiado de una suplementación con magnesio.

———— **RIESGOS** ————

El magnesio carece de riesgos incluso en grandes dosis, excepto para la personas con problemas renales.

> **INTERACCIONES Y CONTRAINDICACIONES**
>
> Magnesio y calcio están relacionados, y la proporción entre ellos en nuestra dieta debería estar entre 1:1 y 1:2.
>
> Una deficiencia en magnesio puede estar relacionada con una escasez de potasio.

* * *

Manganeso

¿Sabías que?

- El manganeso es un mineral traza que no podemos hacer nosotros mismos, sino que debemos obtener de nuestra comida y nuestra bebida.

- La harina pierde el 86 por 100 de su contenido en manganeso cuando se la refina.
- Un sistema nervioso sano requiere manganeso.

Beneficios

- El manganeso asegura un desarrollo correcto de nuestros huesos y que permanezcan sanos.
- El manganeso se halla presente en las hormonas sexuales de las mujeres.
- Un sistema nervioso sano requiere manganeso.

Síntomas carenciales

- Puesto que la deficiencia en manganeso sólo se ha observado en una persona, es imposible describir sus síntomas.
- Sin embargo, en los animales, una carencia de manganeso da por resultado problemas en la reproducción, un crecimiento frenado y crías deformes.

Unidad de medida

- Mg (miligramos).

Requerimientos (RIN)

- El informe del COMA no proporciona una RIN para el manganeso, pero se da una ingesta de seguridad «por encima de 1,4 miligramos diarios para los adultos».

Mejores fuentes alimentarias

Alimento	Manganeso (mg/100 g)
Pan integral	4,3
Germen de trigo	4,2
Aguacates	4,2
Castañas	3,7
Avellanas	3,5
Guisantes	2,0
Almendras	1,9
Té (1 taza)	1,5
Coco	1,3
Piña	1,1
Ciruelas	1,0
Lechuga	0,7
Plátanos	0,6
Remolacha	0,6
Berro	0,5
Zanahorias	0,25

¿Quiénes pueden necesitar un suplemento?

- ¡No los que toman té!

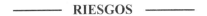

——— RIESGOS ———

Los suplementos de manganeso tomados por vía oral no han presentado problemas de toxicidad hasta la fecha: inhalarlo en fundiciones puede ser tóxico, sin embargo.

El exceso de manganeso en niños se ha asociado con problemas de aprendizaje.

INTERACCIONES Y CONTRAINDICACIONES

Se cree que el manganeso aumenta los efectos del hierro cuando se producen los glóbulos rojos de la sangre.

* * *

Molibdeno

¿Sabías que?

- El molibdeno es un mineral traza.

Beneficios

- La xantina-oxidasa es un enzima responsable del metabolismo del hierro, y requiere molibdeno para funcionar correctamente.
- El molibdeno asegura en los hombres una función sexual normal.
- El ácido úrico es un producto de desecho que se encuentra en sangre y orina, y necesita molibdeno para su producción.
- El exceso de cobre es detoxificado por el molibdeno.

Síntomas carenciales

- Los hombres experimentan problemas en su funcionamiento sexual.

Unidad de medida

- µg (microgramos).

Requerimientos (RIN)

- El informe del COMA no establece una RIN para el molibdeno, pero afirma que una ingesta de seguridad se halla «entre 50 μg y 400 μg».

Mejores fuentes alimentarias

Alimento	Molibdeno (μg/100 g)
Judías en lata	350
Germen de trigo	200
Hígado	200
Lentejas	120
Pipas de girasol	103
Riñón	75
Judías verdes	66
Macarrones	51
Huevos	50
Arroz	47
Fideos	45
Pollo	40
Pan integral	26
Patatas	25
Marisco	20
Albaricoques	14

¿Quiénes pueden necesitar un suplemento?

- Quienes padecen una deficiencia en molibdeno comprobada.
- Gente con niveles excesivos de cobre en sangre.

Usos terapéuticos

- No se conoce ninguno para el molibdeno.

—————— **RIESGOS** ——————

Se suele incluir el molibdeno en todos los suplementos multivitamínicos/minerales de orden general, de modo que sus niveles de toxicidad como suplemento separado no son conocidos hasta la fecha por este autor.

* * *

Potasio

¿Sabías que?

- La mayor parte de nuestro potasio se encuentra dentro del músculo esquelético, en las células mismas.

Beneficios

- La pequeña cantidad de potasio que se halla fuera de nuestras células corporales ayuda a mantener normal la tensión sanguínea.
- El principal papel del potasio es el de mantener la cantidad correcta de agua en nuestras células.
- Ayuda a estabilizar la estructura de nuestras células corporales.
- El potasio mantiene el equilibrio ácido-base de nuestro cuerpo.
- Estimula el movimiento de los intestinos.
- Junto con el sodio, el potasio asegura la transmisión de los impulsos nerviosos.

Síntomas carenciales

- Falta de atención.
- Pérdida de apetito y náuseas.
- Sed.
- Sopor.

Unidad de medida

- Mg (miligramos).

Requerimientos (RIN)

VALORES DE RIN (COMA 1991) PARA EL POTASIO	
Edad	(mg/día)
0-3 meses	800
4-6 meses	850
7-12 meses	700
1-3 años	800
4-6 años	1.100
7-10 años	2.000
11-14 años	3.100
15+ años	3.500

Mejores fuentes alimentarias

Alimento	Potasio (mg/100 g)	Sodio (mg/100 g)
Café instantáneo	3.780	81
Patatas fritas (ala inglesa)	1.190	550
Uvas pasas	860	52
Patatas	360	8
Cerdo	360	65
Coliflor	350	8
Tomates	290	3
Pollo	290	75
Pan integral	230	560
Guisantes congelados	190	3
Beicon en lonchas	183	1.245
Naranjas	180	2
Leche entera	140	50
Huevos	136	140
Queso cheddar	120	610

¿Quiénes pueden necesitar un suplemento?

- La gente que toma diuréticos, puesto que algunos diuréticos agotan las reservas de potasio del cuerpo. Recibe primero consejo médico.
- Atletas o trabajadores físicos que pueden perder potasio a través del sudor.
- Gente que está tomando antibióticos por largo tiempo, pues éstos pueden agotar las reservas de potasio.

Usos terapéuticos

- Gente con hipertensión de la sangre.
- Contra los calambres nocturnos.

———— RIESGOS ————

Las ingestas elevadas de potasio causarán problemas en las personas con dolencias renales, hasta el punto de tener fallos cardiacos. Sigue el consejo de tu médico si planeas tomar un suplemento separado de potasio: suele ser mejor tomar el potasio como parte de un suplemento multivitamínico/mineral de orden general.

INTERACCIONES Y CONTRAINDICACIONES

Sodio y potasio se combinan para asegurar en el cuerpo un equilibrio hídrico correcto. Una elevada ingesta de sal aumentará los requerimientos de potasio.

* * *

Selenio
¿Sabías que?

- El selenio deriva su nombre de la diosa de la Luna, Selene.

- El selenio es un mineral traza esencial, y sólo podemos obtenerlo de nuestra comida y nuestra bebida.
- Hasta 1979 se creía que el selenio sólo era importante para los animales, y que era un veneno para los seres humanos. En aquella fecha se descubrió, sin embargo, que el selenio es esencial para los seres humanos.
- El selenio es un antioxidante 50 a 100 veces más poderoso que la vitamina E.

Beneficios

- El selenio (como las vitaminas C y E) es un antioxidante, de modo que destruye los radicales libres, potencialmente dañinos.
- El selenio mantiene un corazón sano y una función hepática normal.
- También asegura un funcionamiento correcto de los ojos y de la vista.
- Un pelo y una piel sanos dependen del selenio.
- Se piensa que el selenio protege frente al cáncer, algo que tiene en común con las vitaminas A, C y E, y el mineral cinc.

Síntomas carenciales

- La deficiencia de selenio es bastante rara en Occidente, pues continuamos disfrutando de alimentos procedentes de otros países cuyo suelo todavía es rico en selenio. Por este motivo que no se han documentado síntomas carenciales específicos en relación al selenio. Sin embargo, la enfermedad de Keshan (una afección cardiaca que afecta primariamente a los niños chinos) surge cuando las ingestas diarias de selenio disminuyen.

Unidad de medida

- µg (microgramos).

Requerimientos (RIN)

VALORES DE RIN (COMA 1991) PARA EL SELENIO	
Edad	(µg/día)
0-3 meses	10
4-6 meses	13
7-12 meses	10
1-3 años	15
4-6 años	20
7-10 años	30
11-14 años	45
15-18 años (hombres)	70
15+ años (mujeres)	60
19+ años (hombres)	75
Lactancia	75

Mejores fuentes alimentarias

Alimento	Selenio (µg/100g)
Carne de órganos *	aprox. 40
Pescado y marisco	aprox. 32
Carne	aprox. 18
Cereales integrales	aprox. 12
Lácteos	aprox. 5
Frutas y verduras	aprox. 2

* Riñón, hígado, músculo.

¿Quiénes pueden necesitar un suplemento?

- Adultos jóvenes que puedan no estar comiendo de modo apropiado.
- Vegetarianos.
- Ancianos.
- Fumadores.
- Las mujeres embarazadas, y las que están dando el pecho.

Usos terapéuticos

- Combate los síntomas de la artritis.
- Reduce la hipertensión de la sangre.
- Mejora los problemas de piel, pelo y uñas.
- Desintoxicación de metales pesados (por ejemplo., el mercurio de las amalgamas dentales).

———— **RIESGOS** ————

La toma de dosis extremadamente elevadas de selenio (5.000 Mg) por largos periodos de tiempo, ha dado como resultado pérdida de pelo y uñas deformadas. La toma de dosis superiores a 1.000 µg durante un largo periodo de tiempo ha dado por resultado que el sudor olía a ajo aunque no se comiera éste, y uñas más gruesas aunque menos fuertes. Diarrea, náuseas, fatiga e irritabilidad son otros de los síntomas experimentados por una sobredosis.

INTERACCIONES Y CONTRAINDICACIONES

El selenio opera, junto con la vitamina E como antioxidante, y combate la angina. El selenio, en conjunción con las vitaminas C y E, ha inhibido el cáncer en estudios de laboratorio con animales.

* * *

Vanadio

¿Sabías que?

- Aún no se conoce demasiado sobre el papel que el vanadio pueda jugar en nuestra salud.

Beneficios

- El vanadio es necesario para un crecimiento normal.
- Este mineral juega un papel en la fertilidad.
- El metabolismo lipídico requiere vanadio para funcionar correctamente.

Síntomas carenciales

- No se han registrado todavía.

Unidad de medida

- μg (microgramos).

Requerimientos (RIN)

El informe del COMA no indica una ingesta diaria recomendada para el vanadio, pero puesto que se pierden 10 μg a diario a través de la orina, se necesitará al menos esta cantidad para remplazarlo.

Mejores fuentes alimentarias

Alimento	Vanadio (μg/100 g)
Perejil	2.950
Langosta	1.610
Rábanos	790
Eneldo	460
Lechuga	280
Fresas	70
Sardinas	46
Pepino	38
Manzanas	33
Coliflor	9
Tomates	4
Patatas	1

——— **RIESGOS** ———

El vanadio puede fácilmente ser tóxico si se toma en forma sintética.

ÍNDICE DE OTROS SUPLEMENTOS DIETÉTICOS

Aceite de prímula

- Esta humilde flor amarilla, de la que hoy en día se sabe que posee notables capacidades para la salud, fue traída por vez primera a Europa desde Virginia en el siglo XVII.
- La clave del secreto nutricional de la planta es el aceite que se recoge de sus semillas.
- Uno de los mayores beneficios del aceite de prímula es para las mujeres que padecen síndrome premenstrual (SPM).

Beneficios

- El valor real de la prímula reside en el contenido en ácido gama-linolénico (AGL) de su aceite. El AGL es un importante intermediario en la conversión metabólica de ácido linoléico a prostaglandina E_1. La dieta normal es suficiente en cuanto al ácido linoléico, AL, un ácido graso esencial, pero el primer paso en su conversión a prostaglandina E_1 puede ser bloqueado fácilmente. Entre los agentes bloqueadores conocidos están: virus, carcinógenos, colesterol, ácidos grasos saturados, ácidos grasos trans, alcohol, insuficiencia de insulina, exceso de ácido alfa-linolénico (AAL) en la dieta (ácido que se encuentra en los aceites de las semillas de lino y de grosella) y el proceso de envejecimiento.
- El AGL dietético tradicional puede, por tanto, ser extremadamente valioso, pues se salta los potenciales bloqueadores y proporciona un material a partir del cual puede ser producida con facilidad la prostaglandina E_1.

Usos terapéuticos

- **Síndrome premenstrual (SPM).** En un estudio, el 61 por 100 de las pacientes de SPM comunicaron un alivio completo al tomar aceite de prímula, y un 25 por 100 comunicó un alivio parcial. En otro estudio se utilizó el aceite de prímula con notable éxito. Los síntomas de abdomen hinchado y malestar en los pechos fueron erradicados en el 95 por 100 de las mujeres, la irritabilidad en el 80 por 100, la depresión en el 74 por 100, la hinchazón de dedos y tobillos en el 79 por 100, y la ansiedad en el 53 por 100. Los únicos dos síntomas que persistieron en más de la mitad de las mujeres fueron el cansancio y los dolores de cabeza.

- **Mastopatía benigna.** Se ha informado que el aceite de prímula reduce sustancialmente los síntomas de la mastopatía benigna. Este resultado se atribuye a la inhibición de la prolactina, la misma acción que es efectiva en el tratamiento del SPM.

- **Colesterol.** Se ha demostrado que el aceite de prímula reduce un colesterol sérico elevado en los seres humanos. Este efecto suele tardar varias semanas en conseguirse.

- **Agregación plaquetaria.** El aceite de prímula disminuye la tendencia de la sangre a coagularse.

- **Tensión sanguínea.** Los estudios han demostrado que el aceite de prímula puede reducir los niveles de tensión de la sangre elevados.

- **Eccema.** El aceite de prímula se ha utilizado con éxito en pacientes con eccema atópico. Se hizo un estudio con adultos que tomaron diariamente 4, 8 o 12 cápsulas de 500 miligramos, y niños que tomaron a diario 4 u 8 cápsulas de 500 miligramos. Los resultados indicaron que el aceite de prímula produjo una importante mejoría clínica, especialmente a las dosis superiores.

- **Psoriasis.** La psoriasis puede responder a una combinación de aceite de prímula y aceites de pescado.

- **Esclerosis múltiple (EM).** El aceite de prímula es hoy en día utilizado de forma rutinaria por los pacientes de esclerosis múltiple, con alentadores resultados. El desacostumbrado patrón de ácidos grasos que se encuentra en las células sanguíneas de los pacientes de EM, suele retornar a la normalidad al cabo de unos pocos meses de tomar aceite de prímula.

- **Artritis reumatoide.** A cincuenta y dos personas, todos ellas pacientes de artritis desde hacía largo tiempo y que tomaban fármacos antiinflamatorios no esteroideos (AINE), se les dio aceite de prímula solo, o junto con aceites de pescado. El 60 por 100 de los pacientes fueron capaces de abandonar por completo el tratamiento con AINE, y otro 25 por 100 pudo reducir su dosis de AINE a la mitad. El aceite de prímula utilizado junto con aceites de pescado fue ligeramente más efectiva que el aceite de prímula solo.

- **Alcoholismo.** Ensayos preliminares en seres humanos muestran que el aceite de prímula puede hacer más fácil el abandono del alcohol, y que puede aliviar la depresión que sigue al abandono de la bebida. El funcionamiento de cerebro e hígado mejoran más rápidamente en quienes han dejado de beber si toman aceite de prímula. Un estudio de 62 alcohólicos descubrió que quienes tomaron aceite de prímula durante 24 semanas tenían una función cerebral significativamente más rápida que quienes no lo tomaron.

———— RIESGOS ————

El aceite de prímula tiene una toxicidad muy baja, y se ha utilizado sin daño a niveles de hasta 5-6 gramos diarios.

INTERACCIONES Y CONTRAINDICACIONES

El aceite de prímula y los aceites de pescado pueden suplementarse conjuntamente para obtener un equilibrio de las dos familias de ácidos grasos (omega-6 y omega-3). Sin embargo, las combinaciones AAL y AGL/AL son conflictivas, pues el primero bloquea la posterior conversión entre los dos últimos.

Ocasionalmente, el aceite de prímula pueden causar náuseas, dolor de cabeza o erupciones en la piel cuando se toma por vez primera. Este síntoma remite rápidamente con el paso del tiempo, y puede ser aminorado tomando la dosis al tiempo que la comida.

El aceite de prímula debería ser evitado por los epilépticos, pues puede exacerbar un cierto tipo de epilepsia del lóbulo temporal.

Asimismo, es mejor no tomar aceite de prímula junto con metotrimeprazina y procarbazina, fármacos ambos que depriman el sistema nervioso central. El aceite de prímula debería ser evitado por quienes están tornando fármacos anticoagulantes, como la warfarina.

* * *

Aceites de pescado

¿Sabías que?

- La importancia de los omega-3 entre los aceites de pescado se supo cuando se descubrió que los esquimales tienen niveles muy bajos de colesterol en sangre a pesar de que su dieta incluye el más alto contenido en grasas animales de todo el mundo.
- Aunque suenen como a ficción-científica, los omega-3 están ciertamente lejos de ser una ficción. Es el nombre dado a un grupo de ácidos grasos esenciales que se derivan, primariamente, de pescados grasos como la caballa, el salmón y el arenque.
- Se les denomina «esenciales» porque el cuerpo no puede producirlos, y deben, por tanto, provenir de la dieta. Los peces los adquieren a partir de las algas y el fitoplancton.
- Los ácidos grasos omega-3 presentes en los pescados son: el ácido eicosapentaenoico (AEP), el ácido docosapentaenoico (ADP) y el ácido docosahexaenoico (ADH).
- Se ha visto que los ácidos grasos omega-3 tienen la capacidad de reducir un grupo de grasas llamadas triglicéridos. Los niveles elevados de triglicéridos deterioran la capacidad del cuerpo para deshacer los coágulos de sangre que contribuyen al riesgo de ataques cardíacos.

Beneficios

- Un estudio realizado en Holanda durante veinte años (1960-80), que comprendía hombres de edad madura sin un historial de enfermedades coronarias, demostró que quienes consumían al menos 40 gramos de pescado al día tenían una tasa de mortalidad por ataque cardíaco que era sólo la mitad de quienes no comían pescado.

- En Brístol, en 1983, se estableció un estudio para determinar si los hombres que ya habían padecido un ataque cardiaco podían reducir el riesgo de posteriores ataques por medio de un cambio en su dieta. Los resultados mostraron que los hombres que habían aumentado su consumo de pescados grasos tuvieron un 29 por 100 menos de muertes que el grupo que no lo hizo.
- Se ha encontrado que los aceites de pescado tienen importantes beneficios sobre el corazón por alterar de modo favorable el equilibrio de las grasas de la sangre: reduciendo la probabilidad de producirse coágulos en sangre; haciendo que el corazón sea menos propenso a las arritmias (latidos cardíacos irregulares); reduciendo la viscosidad de la sangre y facilitando con ello su flujo.
- Una importante área de investigación es la relación entre los ácidos grasos esenciales, el peso al nacer y el CI. Los bebés necesitan para su desarrollo tanto los omega-3 como los omega-6 (que se encuentran en los aceites vegetales).

Usos terapéuticos

- Se ha visto que el uso de concentrados de aceite de pescado en pacientes de artritis reumatoide reduce los síntomas de articulaciones hinchadas y sensibles, rigidez matinal y dolor.
- Se ha visto que eccema, acné y psoriasis mejoran por el aumento de los aceites de pescado en la dieta.

———— **RIESGOS** ————

El aceite de pescado se ha utilizado en cantidades muy elevadas en la investigación clínica sin ningún síntoma claro de intoxicación. Sin embargo, los niveles terapéuticos de ingesta de aceite de pescado deberían ser monitorizados por un profesional médico, porque los ácidos grasos omega-3 pueden desplazar a los ácidos grasos omega-6 de las membranas celulares. Pueden darse también efectos anticoagulantes en sangre y una reducción del tiempo de coagulación.

INTERACCIONES Y CONTRAINDICACIONES

Los aceites de pescado y el aceite de prímula pueden suplementarse conjuntamente para obtener un equilibrio de las dos familias de ácidos grasos (omega-6 y omega-3). Sin embargo, las combinaciones AAL y AGL/AL son conflictivas, pues el primero bloquea la posterior conversión entre los dos últimos.

Ocasionalmente, los aceites de pescado pueden causar náuseas cuando se tornan por vez primera. Este síntoma remite rápidamente con el paso del tiempo, y puede ser aminorado tomando la dosis al tiempo que la comida.

Los aceites de pescado deberían ser evitados por quienes están tomando fármacos anticoagulantes corno la warfarina.

---

* * *

Ajo

¿Sabías que?

- Un papiro egipcio de alrededor del 1550 a. C., incluye 22 recetas terapéuticas que usan el ajo para dolencias que van desde las picaduras hasta los problemas cardiacos y los tumores.
- Griegos, romanos y vikingos han dejado todos pruebas de que el ajo era prescrito como medicina

preventiva y como cura para una diversidad de
enfermedades.

- Miles de años de uso, junto con la investigación
científica moderna, han demostrado que el ajo es
una hierba con importantes propiedades para la
salud.

- Las células intactas del ajo crudo contienen aliína
(un aminoácido) y aliinasa (un enzima). Cuando el
ajo se corta o muele, aliína y aliinasa reaccionan
juntas de inmediato para producir la alicina, una sustancia picante. La alicina mata todo tipo de células,
incluyendo los gérmenes.

- Los herbalistas chinos tradicionales prescriben dientes de ajo, envejecidos durante dos o tres años en
vinagre, para combatir numerosas afecciones. Hoy
en día, el ajo envejecido en frío es similar en princi-
pié a este antiguo remedio.

Usos terapéuticos

- Muchos escritos de investigación han mostrado los
beneficios terapéuticos del ajo, normalmente a niveles alrededor de los 1.000 miligramos por día. Dosis
inferiores se usarán para el mantenimiento de la
buena salud en general, más que para atacar las
enfermedades existentes.

- **Colesterol.** El ajo envejecido puede ayudar a disminuir el colesterol total, al tiempo que aumenta el
colesterol HDL (el «bueno»).

- **Protección frente a los radicales libres y la oxidación.** El ajo crudo es realmente un oxidante antes
que un antioxidante. Sin embargo, el proceso de
envejecimiento en frío invierte esto, y convierte el
ajo en un fuerte antioxidante.

- **Efectos antiinfecciosos del ajo.** Los compuestos
azufrados del ajo son antifúngicos y antibacterianos,
lo que lo vuelve efectivo en numerosos problemas
de salud, como los resfriados y la gripe.

- Se ha demostrado que el ajo estimula la actividad de las células asesinas naturales del cuerpo, y de muchos otros aspectos del sistema inmunitario.
- Los compuestos azufrados del ajo protegen frente a los radicales libres, que son peligrosos para la salud si no se los controla.
- **Cándida.** El ajo puede aumentar la velocidad con que se eliminan del cuerpo las células de *Cándida albicans.* (La Cándida albi can: es una levadura del tracto digestivo que puede pasar a otras zonas del cuerpo, causando trastornos digestivos, hinchazón, muguet, etc.).
- **Problemas respiratorios.** El ajo es adecuado para su uso en afecciones catarrales, respiratorias, o bronquiales.

——— **RIESGOS** ———

La toxicidad del ajo ha sido ensayada extensamente, y no parece haber cantidad alguna de ajo que cause efectos secundarios.

INTERACCIONES Y CONTRAINDICACIONES

No hay para el ajo interacciones farmacológicas o contraindicaciones conocidas.

---

* * *

Coenzima Q$_{10}$

¿Sabías que?

- El coenzima Q$_{10}$ (CoQ$_{10}$) aparece de forma natural en todas las células humanas. El CoQ$_{10}$ se hace en el cuerpo, pero su producción se reduce conforme envejecemos.

- CoQ_{10} también se encuentra en alimentos (especialmente la carne), pero el cocinado y los métodos de procesado tienden a destruirlo.

- Los japoneses han estado utilizando suplementos de CoQ_{10} por muchos años, pero no fue sino hasta 1974 cuando se obtuvo CoQ_{10} puro en cantidades suficientemente grandes como para que los japoneses iniciaran ensayos organizados sobre pacientes.

Usos terapéuticos

- **Afecciones cardiacas.** Una serie de dolencias cardiacas han mostrado una respuesta positiva al CoQ_{10}. Estas incluyen el fallo cardiaco congestivo, la isquemia cardiaca, las enfermedades cardiacas de origen reumático, y la arritmia.

- **Enfermedades periodontales (de las encías).** Las investigaciones han mostrado que las encías enfermas tienden a poseer niveles de CoQ_{10} inferiores a las sanas, y que la suplementación con CoQ_{10} puede detener el deterioro de las encías.

- **Pérdida de peso.** En quienes tienen exceso de peso y parecen tener una deficiencia de CoQ_{10}, los suplementos de CoQ_{10} pueden acelerar la pérdida de peso. Sin embargo, no hay efecto alguno en quienes no son deficientes en CoQ_{10}.

- **Estimulante energético.** Un suplemento de CoQ_{10} no sólo tiene beneficios para gente con problemas específicos de salud. Muchas personas que simplemente se sienten cansadas y deprimidas pueden beneficiarse de este nutriente productor de energía. Se considera asimismo al CoQ_{10} un estimulante del sistema inmunitario, por tener un efecto antioxidante y por estimular directamente la formación de anticuerpos.

———— **RIESGOS** ————

El CoQ_{10} suele ser efectivo a niveles de 15-60 miligramos por día, pero se han usado más de 100 miligramos sin ningún problema de toxicidad o efectos secundarios.

INTERACCIONES Y CONTRAINDICACIONES

No se conocen interacciones farmacológicas u otras contraindicaciones para el CoQ_{10}.

---

* * *

Ginseng

¿Sabías que?

- El ginseng es renombrado por sus supuestas cualidades afrodisiacas tanto entre los occidentales como entre los orientales.

- En Oriente, sin embargo, el ginseng se ha utilizado durante siglos como medicina general, y tiene diferentes efectos para diferentes personas.

- Hay dos tipos de ginseng: *panax*, que se considera el artículo genuino, y *eleutheroccus* o ginseng siberiano, que es botánicamente distinto del panax ginseng, pero que comparte los mismos efectos.

- Los científicos rusos ensayaron el ginseng en lectores que necesitaban buenos poderes de concentración junto con una elevada exactitud y velocidad. Quienes utilizaron ginseng aumentaron su velocidad en un 12 por 100 y redujeron los errores en un asombroso 51 por 100, en comparación a los lectores que no utilizaron ginseng.

- En Suecia, se demostró que los estudiantes universitarios que se examinaban lo hacían mejor cuando tomaban ginseng, mientras que en el Reino Unido las enfermeras que cambian del turno de día al de noche descubrieron que tomando ginseng se reducían los problemas de mal humor, insomnio y disminución de la alerta.

Beneficios

- Algunos beneficios definitivos para la salud que se derivan de tomar ginseng, son: una mejora del vigor, la concentración y la resistencia al estrés, la enfermedad, y la fatiga, y una protección contra las radiaciones.
- El ginseng parece estimular el sistema nervioso, acelerando los reflejos y aumentando la velocidad y la exactitud.
- Los ensayos han mostrado también un aumento en la retención del aprendizaje.
- El ginseng, especialmente el ginseng siberiano, difiere de otros estimulantes como la cafeína, por no producir los efectos laterales de nerviosismo y sobreestimulación, ni el agotamiento posterior.
- También se ha demostrado que el ginseng invierte y bloquea los efectos del alcohol y de los fármacos sedantes, y que tiene un efecto calmante, motivo por el que suele usarse para aliviar el estrés.

Usos terapéuticos

- Un importantísimo estudio realizado a lo largo de varios meses con 60.000 rusos que trabajaban con el coche, mostró que el uso de ginseng producía una mejoría en su salud general.
- Científicos japoneses descubrieron que el ginseng parece reforzar el sistema inmunitario.
- Se ha visto que el ginseng ayuda incluso a los diabéticos.

—————— **RIESGOS** ——————

INTERACCIONES Y CONTRAINDICACIONES

No hay interacciones farmacológicas o contraindicaciones conocidas para el ginseng.

* * *

Jalea real

¿Sabías que?

- La jalea real es producida por las abejas obreras para que la consuma la abeja reina. Hay tres tipos de abeja en una colmena: la reina, la obrera y el zángano. Los tres tipos de abejas provienen del mismo tipo de huevo. Durante los tres primeros días después de la puesta, los huevos son nutridos con el mismo tipo de alimento. Después, las futuras abejas reinas son alimentadas con una dieta especial: la sustancia conocida como jalea real.
- Un análisis de la jalea real muestra que está cargada de nutrientes. Se hallan presentes la mayoría de las vitaminas B (tiamina, riboflavina, ácido nicotínico, biotina, inositol, ácido fólico, piridoxina, cobalamina, ácido pantoténico), aminoácidos (los ladrillos de que están construidas las proteínas), vitamina C, los minerales calcio, potasio, magnesio, fósforo, sodio, hierro, manganeso, cinc y cobalto, y ácidos grasos, azúcares, hormonas y nudeótidos. Hay un pequeño porcentaje de ingredientes de la jalea real que aún no han sido identificados, y el ingrediente mágico de la jalea real, que lo distingue de cualquier otro suplemento nutricional, es uno de éstos.

- Cliff Richard, Susan Hampshire y Sebastian Coc toman jalea real, y atestiguan sus propiedades muy reales para proporcionar salud.

Beneficios

- Mucha gente ha visto que la jalea real les da un vigor, aumentado y elevados niveles de energía.
- Se ha informado de diversas afecciones de la salud en las que la jalea real ha resultado útil, como acné, alergias, angina, anorexia, ansiedad, artritis, calvicie, dolor de cabeza, herpes e impotencia.

———— **RIESGOS** ————

No se ha informado de efectos secundarios para la jalea real.

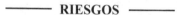

INTERACCIONES Y CONTRAINDICACIONES

No hay interacciones farmacológicas o contraindicaciones conocidas para la jalea real.

* * *

Lecitina

¿Sabías que?

- La lecitina es producida por el hígado, pero también se encuentra en la yema del huevo, y fue aislada por vez primera en 1850.
- Ingrediente común de muchos productos alimentarios, la lecitina tiene la capacidad de combinar el aceite con ingredientes de base hídrica.

- De todos modos, la lecitina se ha labrado una reputación como factor vital en la prevención y tratamiento de las dolencias cardiacas, y como una ayuda positiva para el adelgazamiento.
- Mezcla compleja de grasas y ácidos grasos esenciales, la lecitina es predominantemente una grasa, combinada con fósforo y colina.

Beneficios

- La investigación ha mostrado que la ateroesclerosis (endurecimiento de las arterias) puede ser invertida reduciendo el colesterol y los lípidos de la sangre a sus niveles normales.
- La lecitina pura de soja, cuando se incorpora de manera regular a la dieta, reduce el colesterol. Lecitina y colesterol coexisten en equilibrio, siendo la lecitina la que controla al colesterol.
- Como emulsionante, la lecitina descompone las grasas; las grandes partículas de grasa actúan como zona de aterrizaje donde se reúnen las pegajosas plaquetas, lo que reduce la circulación de la sangre y finalmente conduce a coágulos sanguíneos.
- Diversos estudios de pacientes de afecciones cardiacas coronarias han mostrado bajos niveles de lecitina en sangre, con el correspondiente riesgo aumentado de coagulación de la sangre.
- Todos conocemos a alguien que puede comer como un caballo y permanecer delgado, mientras que otros se ponen como vacas con sólo mirar a una hoja de lechuga. El metabolismo del cuerpo es la razón que se oculta detrás de esto. La lecitina de soja impide que la grasa forme depósitos, descomponiéndola en partículas que pueden ser metabolizadas más fácil y plenamente que las partículas grandes; la lecitina impide que la grasa se acumule.

Usos terapéuticos

- **Cálculos biliares.** La lecitina aumenta la capacidad de la bilis para solubilizar el colesterol. A una dosis mínima de 2 gramos por día, la lecitina puede ayudar a normalizar las bajas proporciones de fosfolípidos frente al colesterol que se encuentran en los pacientes de cálculos biliares.

- **Demencia senil.** Ha habido numerosos ensayos sobre el uso de la lecitina en la demencia senil, con resultados contradictorios. Sin embargo, un ensayo de 1985 mostró que altos niveles de lecitina benefician a un pequeño número de pacientes con enfermedad de Alzheimer avanzada por mejorar orientación, aprendizaje y memoria.

- **Esderosis múltiple (EM).** Existen algunas evidencias de que el contenido en lecitina de la mielina se agota en los pacientes de EM. Los suplementos de lecitina o colina pueden ayudar a frenar el deterioro de las cubiertas nerviosas.

──────── **RIESGOS** ────────

No se ha informado de efectos secundarios para la lecitina a niveles de hasta 100 gramos al día durante cuatro meses.

INTERACCIONES Y CONTRAINDICACIONES

En pacientes de Alzheimer que toman medicación para esa dolencia, la lecitina puede causar trastornos gastrointestinales.

ÍNDICE DE ENFERMEDADES

Acné

Vitamina A

- La vitamina A refuerza el tejido protector de la piel (epitelial).
- Dosis: 25.000 UI al día, para uso por corto tiempo.
- Quienes tienen problemas con las grasas en hígado o sangre, deberían consultar a un profesional antes de tomar suplementos de vitamina A.

Vitamina E

- Tomada junto con la vitamina A, puede reducir los estallidos de acné.
- Dosis: 400 UI, junto con 50.000 UI de vitamina A, dos veces al día.

Cinc

- Se sabe que el cinc hace desaparecer el acné.
- Dosis: 15-30 miligramos al día en forma quelada.

Aceite de prímula

- El aceite de prímula proporciona ácidos grasos esenciales (AGL) que reducen la inflamación de la piel.
- Dosis: 500 miligramos al día.

Alcoholismo

Vitamina A

- Una deficiencia en vitamina A puede causar una amplia variedad de problemas asociados con el alcoholismo.
- Dosis: 5.000-10.000 UI al día.

Vitaminas B

- El abuso del alcohol conduce a una deficiencia en las vitaminas del complejo-B.
- Dosis: 100 miligramos de preparado del complejo-B.
- Niacina (B_3) extra: 150 miligramos tres veces al día.
- Tiamina (B_1) extra: 100 miligramos al día.

Vitamina C

- La vitamina C ayuda a desintoxicar y eliminar el alcohol del cuerpo.
- Dosis: 2.000-3.000 miligramos al día.

Vitamina E

- La vitamina E es un antioxidante y protege frente al daño a los órganos vitales.
- Dosis: 800 UI al día.

Cinc

- El cuerpo requiere cinc para desintoxicarse del alcohol y digerirlo.
- Los estudios demuestran que el cinc reduce el ansia de alcohol.
- Dosis: 15-30 miligramos de cinc al día en forma quelada.

Aceite de prímula

- El aceite de prímula proporciona AGL para mejorar la función inmunitaria.
- Dosis: 1 gramo dos o tres veces al día.

Alergias

Cobalamina (E_{12}) *y ácido pantoténico* (B_5)

- Se sabe que estas vitaminas son útiles en afecciones alérgicas como el asma y la dermatitis.
- Dosis: como parte de una fórmula de 100 miligramos de complejo-B.

Vitamina C con bioflavonoides

- La vitamina C es un antioxidante, y se sabe también que inhibe la liberación de histamina.
- Dosis: 1.000-3.000 miligramos al día.

Vitamina E

- Junto con las vitaminas A y C, la vitamina E ayuda a estimular el sistema inmunitario.
- Dosis: 200-400 UI al día.

Cinc

- Como antioxidante, el cinc estimula el sistema inmunitario.
- Dosis: 15-30 miligramos de cinc al día en foma quelada.

Anemia

Ácido fólico

- Una deficiencia de ácido fólico causa anemia megaloblástica, en la que los glóbulos rojos sanguíneos que se producen son reducidos en número pero grandes en tamaño.
- Dosis: sigue las recomendaciones de tu médico.

Tiamina y riboflavina

- Una deficiencia de cualquiera de estas vitaminas, o de ambas, puede causar anemia.
- Dosis: 20-30 miligramos de tiamina y 20 miligramos de riboflavina al día.

Piridoxina (B$_6$)

- La piridoxina es importante en la producción de corpúsculos sanguíneos.
- Dosis: 100 miligramos al día.

Cobalamina (B$_{12}$)

- Una deficiencia de cobalamina causa anemia perniciosa, un tipo de anemia megaloblástica.
- Dosis: 25-100 µg al día.

Vitamina C

- La vitamina C ayuda al cuerpo a absorber hierro.
- Dosis: 3.000 miligramos al día.

Vitamina E

- La vitamina E es un antioxidante que hace que los glóbulos rojos de la sangre sean menos frágiles.
- Dosis: 800 UI al día.

Hierro

- Una deficiencia en hierro es una de las causas más comunes de anemia.
- Dosis: usualmente 10 miligramos al día, o según las recomendaciones de tu médico.

Artritis

Niacina (B₃)

- La niacina es útil para reducir el dolor y aumentar la movilidad de las articulaciones.
- Incrementa el flujo de sangre por dilatar las arterias pequeñas.
- Dosis: 250 miligramos dos veces al día, junto con 100 miligramos de un complejo de vitamina B.

Vitamina C

- La vitamina C es un poderoso antioxidante que acaba con los radicales libres.
- Se requiere para la formación de colágeno (el principal componente proteico de cartílagos y huesos).
- La vitamina C ayuda a construir y reparar las superficies lisas del cartílago, y a mantener ligamentos y tendones.
- Dosis: 1.000-3.000 miligramos al día, en dosis divididas.

Vitamina E

- Como antioxidante, la vitamina E protege del daño producido por radicales libres.
- La vitamina E ayuda a la movilidad de las articulaciones, particularmente en la osteoartritis.
- Dosis: 400-600 UI al día.

Selenio

- Como antioxidante este mineral ayuda al cuerpo a producir glutation (un eliminador de radicales libres que previene la oxidación, y, por tanto, el daño, de las membranas que tapizan las articulaciones).
- Dosis: 100-200 µg al día.

Aceite de prímula y aceites de pescado

- Se ha visto que estos suplementos controlan la inflamación de las articulaciones.
- El cuerpo los necesita para hacer prostaglandinas (substancias antiinflamatorias).
- Dosis: 2-3 gramos de aceite de prímula con 1-2 gramos de aceite de pescado.

Asma

Beta-caroteno

- El beta-caroteno estimula el sistema inmunitario, de modo que es importante para el asma causado por alergias.
- Dosis: 15 miligramos al día.

Piridoxina (B$_6$)

- Se sabe que los asmáticos tienen bajos niveles de vitamina B$_6$, particularmente quienes toman ciertas medicaciones como la teofilina.
- Dosis: 50 miligramos al día.

Vitamina C

- Como antioxidante, la vitamina C ayuda al sistema inmunitario y es también un antihistamínico natural.
- Es necesaria para la respuesta de los anticuerpos.
- Dosis: 1.000-2.000 miligramos al día.

Vitamina E

- La vitamina E neutraliza los radicales libres y opera junto con otros nutrientes para estimular el sistema inmunitario.
- 200-800 UI al día.

Selenio

- Como antioxidante, este mineral ayuda al cuerpo a producir glutation (un eliminador de radicales libres que impide la oxidación de las membranas mucosas y, por tanto, que se lesionen).
- Dosis: 200 µg al día.

Aceite de prímula

- El ácido gama-linolénico del aceite de prímula ayuda a producir unas sustancias antiinflamatorias semejantes a hormonas que se llaman prostaglandinas, las cuales controlan la respuesta inmunitaria exagerada del asma.
- Dosis: 1.000 miligramos de aceite de prímula tres veces al día.

Aterosclerosis

Beta-caroteno

- Un estudio reciente realizado en Harvard mostró que una ingesta diaria de beta-caroteno ayuda a reducir el riesgo de enfermedades cardiacas.
- Dosis: 15 miligramos al día.

Piridoxina (B$_6$)

- Sin piridoxina, el acúmulo de un aminoácido (la homocisteína) en las paredes arteriales propicia los depósitos de colesterol.
- Dosis: 40-50 miligramos al día junto con una dosis de 100 miligramos de complejo-B.

Vitamina C

- Un trabajo reciente del doctor Linus Pauling se ha centrado en el papel de la vitamina C para prevenir la formación de placas de colesterol en las arterias.

- Dosis: 1.000 miligramos al día.

Vitamina E

- Una investigación reciente ha demostrado que una ingesta diaria de vitamina E puede ayudar a reducir el riesgo de enfermedades cardíacas.
- Dosis: 200-800 UI al día.

Aceites de pescado

- Se ha visto que reducen el colesterol de las LDL, y promueven el colesterol de las HDL.
- Dosis: 1-2 gramos al día.

Ajo

- Una reciente investigación ha descubierto que el ajo afecta beneficiosamente a los tres factores más importantes para la salud del corazón: una tensión sanguínea elevada, niveles elevados de colesterol y una elevada adherencia plaquetaria.
- Dosis: 1.000 miligramos de extracto de ajo enveje-cido al día.

Bursitis

Cobalamina (B_{12})

- Se sabe que la vitamina B_{12} reduce la inflamación y el dolor.
- Dosis: mediante inyección o absorción sublingual, bajo supervisión de tu médico, junto con una dosis de 100 miligramos de complejo-B.

Vitamina C

- La vitamina C se utiliza como tratamiento preventi-vo para la inflamación y como estímulo del sistema inmunitario.

- Dosis: 1.000 miligramos al día.

Vitamina E

- Como antioxidante, la vitamina E ayuda a reducir la inflamación de la bursa.
- Dosis: 400-800 UI al día.

Aceite de prímula y aceites de pescado

- Se ha visto que estos aceites controlan la inflamación de las articulaciones.
- El cuerpo los necesita para hacer prostaglandinas (sustancias antiinflamatorias).
- Dosis: 2-3 gramos de aceite de prímula junto con 1-2 gramos de aceite de pescado, al día.

Cálculos renales

Pirodoxina (B$_6$)

- La piridoxina es necesaria para descomponer el ácido oxálico.
- Dosis: 50-100 miligramos al día.

Magnesio

- Se sabe que los bajos niveles de magnesio contribuyen a la formación de los cálculos renales.
- Dosis: 400 miligramos al día.

Debilidad muscular

Riboflavina (B$_2$)

- La riboflavina es útil en caso de debilidad causada por una producción reducida de energía.

- Dosis: 50-100 miligramos al día junto con 100 miligramos de una fórmula del complejo-B.

Vitamina C

- La vitamina C ayuda a liberar energía de las células, a falta de lo cual se produce debilidad en los músculos.
- Dosis: 1.000-2.000 miligramos al día.

Magnesio

- Se sabe que una deficiencia de magnesio causa debilidad muscular.
- Dosis: 250 miligramos al día.

Depresión

Biotina

- Se sabe que una deficiencia de biotina causa depresión.
- Dosis: 300 µg al día durante 4-6 semanas.

Ácido fólico y piridoxina (B$_6$)

- Una deficiencia de ácido fólico y/o piridoxina puede contribuir a cambios de estados de ánimo, pues estas vitaminas B son necesarias para mantener óptimos niveles de serotonina, que eleva el estado de ánimo.
- Dosis: 1 gramo de ácido fólico y 100 miligramos de vitamina B$_6$, junto con 100 miligramos de complejo-B al día.

Cianocobalamina (B$_{12}$)

- Lo más a menudo, la gente que padece depresión es deficiente en cobalamina.
- Dosis: 500 µg junto con 100 miligramos de un complejo de vitamina B, al día.

Vitamina C

- Una deficiencia moderada de vitamina C es suficiente para causar depresión y fatiga crónicas.
- Dosis: 1.000 miligramos al día.

Dermatitis

Vitamina A y beta-caroteno

- El desescamado seco de la piel mejora tanto con la vitamina A como con el beta-caroteno.
- Dosis: 15 miligramos de beta-caroteno al día.

Complejo de vitamina B

- El complejo de vitamina B es necesario para tener una piel sana y una circulación adecuada.
- Dosis: 100 miligramos al día.

Cinc

- El cinc ayuda a eliminar los sarpullidos en algunos pacientes.
- Dosis: 15-30 miligramos en forma quelada tres veces al día.

Aceite de prímula y aceites de pescado

- Se ha visto que ambos reducen la inflamación, inhibiendo así las irritaciones, picores y desescamado de la piel.
- Dosis: 2-3 gramos de aceite de prímula junto con 1 gramo de aceite de pescado, al día.

Diabetes Mellitus

Complejo de vitamina B

- El complejo de vitamina B es importante para prevenir el daño a los nervios que se produce en los diabéticos.
- Dosis: 100 miligramos de complejo-B al día.

Cromo

- El cromo ayuda a mejorar el metabolismo del azúcar, promueve el control del azúcar sanguíneo y aumenta la energía.
- Dosis: 200 μg en forma quelada, o 10 gramos de levadura de cerveza al día.

Cinc

- Una deficiencia de cinc deteriora el control del azúcar sanguíneo.
- Dosis: 15-30 miligramos en forma quelada tres veces al día.

Edema

Piridoxina (B$_6$)

- La piridoxina ayuda a reducir la retención de agua.
- Dosis: 100 miligramos al día junto con 100 miligramos de complejo-B.

Vitamina C con bioflavonoides

- Esta vitamina ayuda a prevenir la debilidad capilar, causante de que el fluido transpire desde el torrente sanguíneo hacia los tejidos, lo que a su vez da lugar a hinchazón de pies y manos.

- Dosis: 2.000 miligramos al día.

Vitamina E

- La vitamina E es útil para bloquear una hinchazón aumentada, especialmente cuando se relaciona con alergias.
- Dosis: 100-400 UI al día.

Embarazo

Ácido fólico

- Se ha demostrado que el ácido fólico reduce la posibilidad de defectos de nacimiento relacionados con la espina dorsal.
- Dosis: 400 µg al día.

Vitamina E

- La vitamina E es beneficiosa para reducir el riesgo de pre-eclampsia (retención de fluidos e hipertensión sanguínea).
- Dosis: 100 a 200 UI al día.

Cinc

- El nivel de cinc suele disminuir durante el embarazo.
- Una deficiencia de cinc puede conducir a un mayor riesgo de aborto, parto prematuro y bajo peso del bebé al nacer.
- Dosis: 15 miligramos de cinc al día, en forma quelada.

Aceite de prímula

- Este suplemento es particularmente valioso para las mujeres que tienen problemas por retención de fluidos durante el embarazo.
- Dosis: 2 gramos al día.

Enfermedad de Crohn

Ácido fólico

- Una deficiencia en ácido fólico es común entre los pacientes de esta enfermedad por ser mal absorbido debido a la inflamación de los tejidos intestinales.
- Dosis: 400-1.000 µg y 100 miligramos de complejo-B al día.

Vitamina C

- Las necesidades de vitamina C aumentan cuando el cuerpo se encuentra atacado e inflamado.
- Dosis: 1.000 miligramos al día.

Hierro

- La pérdida de sangre puede agotar las reservas de hierro.
- Dosis: asegurar un adecuado suministro de alimentos ricos en hierro.

Magnesio

- Puede producirse una deficiencia en magnesio debido a su pobre absorción y a las pérdidas por diarrea.
- Dosis: 200-400 miligramos de magnesio junto con 400-800 miligramos de calcio al día.

Enfermedad de Parkinson

Niacina (B_3)

- La niacina mejora la circulación cerebral.
- Dosis: 100 miligramos al día junto con 100 miligramos de complejo-B.

Piridoxina (B₆)

- Se requiere piridoxina para la conversión de la dopamina (cuya deficiencia causa esta enfermedad).
- Dosis: bajo la supervisión del médico.

Vitamina C

- La vitamina C ayuda a mitigar los efectos secundarios de la medicación para la enfermedad de Parkinson, y mejora asimismo la circulación en el cerebro.
- Dosis: 2.000 miligramos al día.

Vitamina E

- La vitamina E previene el daño oxidativo a parte del cerebro, reduciendo con ello las posibilidades de desarrollar esta enfermedad.
- Dosis: 400 UI al día.

Aceite de prímula y aceites de pescado

- El ácido gama-linolénico del aceite de prímula ayuda a producir unas sustancias antiinflamatorias semejantes a las hormonas que se llaman prostaglandinas, las cuales controlan los temblores de manos en los pacientes de esta enfermedad.
- Dosis: 2-3 gramos de aceite de prímula junto con 1-2 gramos de aceite de pescado, al día.

Epilepsia

Pirodoxina (B₆)

- Se sabe que esta deficiencia causa ataques de epilepsia.

- Dosis: 40-50 miligramos al día junto con 100 miligramos de complejo-B.

Vitamina E

- Los fármacos anticonvulsivantes agotan la vitamina E.
- Dosis: 200-400 UI al día.

Magnesio

- Una deficiencia de magnesio aumenta el riesgo de ataques epilépticos.
- Dosis: 200-400 miligramos al día.

Esterilidad femenina

Ácido fólico

- La deficiencia en ácido fólico se relaciona con la dificultad en concebir.
- Dosis: 12 miligramos de ácido fólico junto con 50 miligramos de complejo-B.

Piridoxina (B_6)

- Esta vitamina ayuda a aumentar la hormona reproductora femenina, la progesterona.
- Dosis: 50-100 miligramos al día.

Esterilidad masculina

Cianocobalamina (B_{12})

- La cianocobalamina ayuda a aumentar un bajo recuento de espermatozoides y su movilidad.
- Dosis: 100 miligramos de complejo-B. Absorción por vía sublingual aparte, bajo la supervisión de un profesional de la salud.

Vitamina C

- Como antioxidante, la vitamina C protege al esperma frente a la oxidación, especialmente en el tracto reproductor femenino. También se sabe que aumenta el recuento de espermatozoides.
- Dosis: 1.000 miligramos al día.

Vitamina E

- La vitamina E es necesaria para una producción hormonal equilibrada.
- Dosis: 200-400 UI al día.

Selenio

- Se especula que el selenio pueda jugar un papel aumentando las posibilidades de concepción pues ayuda al cuerpo a producir peróxido de glutation, un antioxidante natural que puede proteger al esperma en su paso a través del tracto reproductor femenino.
- Dosis: 200 µg al día.

Cinc

- Se sabe que los bajos niveles de cinc reducen la producción de la hormona masculina, la testosterona.
- Dosis: 15-30 miligramos al día.

Estrés

Complejo-B

- Las vitaminas del complejo-B son importantes para aliviar los síntomas del estrés.
- Dosis: 100 miligramos de complejo-B dos veces al día.

Vitamina C

- Quienes se hallan bajo estrés requieren una cantidad extra de vitamina C.
- Dosis: 500-1.000 miligramos al día.

Fatiga

Vitaminas B

- Las vitaminas B son necesarias en caso de estrés físico o emocional, y ayudan a producir energía.
- Dosis: 100 miligramos de una preparación de complejo-B.

Vitamina C

- La vitamina C ayuda a la concentración y combate la fatiga.
- Dosis: 500 a 1.000 miligramos al día.

Hierro

- Una deficiencia de hierro puede contribuir a la fatiga.
- Dosis: supleméntese bajo supervisión médica.

Fiebre del heno

Beta-caroteno

- El beta-caroteno estimula el sistema inmunitario, de modo que es importante para la fiebre del heno causada por alergias.
- Dosis: 15 miligramos al día.

Cobalamina (B$_{12}$)

- Se sabe que la cobalamina alivia las dificultades respiratorias, y es efectiva para aumentar la tolerancia a los alergenos.
- Dosis: por inyección absorción sublingual bajo la supervisión de tu médico.

Vitamina C

- Como antioxidante, ayuda al sistema inmunitario, y es también un antihistamínico natural.
- La vitamina C es necesaria para la respuesta de los anticuerpos.
- Dosis: 1.000-2.000 miligramos al día.

Vitamina E

- La vitamina E neutraliza los radicales libres y opera junto con otros nutrientes estimulando el sistema inmunitario.
- Dosis: 200-800 UI al día.

Selenio

- Como antioxidante este mineral ayuda al cuerpo a producir glutation (un eliminador de radicales libres que previene la oxidación de las membranas mucosas, y con ello su daño).
- Dosis: 200 µg al día.

Hepatitis

Vitaminas del complejo-B

- Las vitaminas B son necesarias para estimular una función hepática normal.
- Dosis: 100 miligramos de complejo-B.

Vitamina C

- La vitamina C propicia la función inmunitaria, particularmente en caso de ataque por un virus.
- Dosis: 2.000 miligramos al día.

Vitamina E

- Se ha visto que los pacientes de hepatitis son deficientes en vitamina E, lo que conduce a un debilitamiento del sistema inmunitario.
- Dosis: 800 UI al día.

Selenio

- Como antioxidante, el selenio ayuda al sistema inmunitario a neutralizar un ataque viral.

Herpes labial

Vitamina C

- Como antioxidante, la vitamina C ayuda a reducir la frecuencia de los ataques de herpes labial y puede abortar sus estallidos si se toma a tiempo.
- Dosis: 1.000 miligramos al día.

Vitamina E

- La vitamina E estimula el proceso de regeneración tisular.
- Dosis: extraer el contenido de una cápsula de 200 UI y aplicarlo a las áreas dañadas tres veces al día.

Cinc

- Tomado en combinación con la vitamina C, el cinc puede ser beneficioso para prevenir la recurrencia de ataques de herpes labial.
- Dosis: 15-30 miligramos al día en forma quelada.

Hipertensión sanguínea

Beta-caroteno

- Una deficiencia de beta-caroteno puede contribuir a la hipertensión sanguínea.
- Dosis: 15 miligramos al día.

Vitamina D

- Se sabe que la vitamina D ayuda a la absorción del calcio y con ello ayuda a reducir la tensión de la sangre.
- Tomar abundantemente el sol permitirá al cuerpo producir cantidades suficientes de esta vitamina.

Magnesio y calcio

- Los bajos niveles de calcio aumentan el riesgo de hipertensión sanguínea.
- El magnesio puede ayudar a reducir la tensión sanguínea, pues tiene la capacidad de relajar y, en consecuencia, de ensanchar los vasos sanguíneos.
- Dosis: 200-400 miligramos de magnesio junto con 400-800 miligramos de calcio, al día.

Ajo

- Se sabe que el ajo es beneficioso para reducir la tensión de la sangre.
- Dosis: 1.000 miligramos al día de extracto de ajo envejecido.

Impotencia

Vitamina C

- Hace que el esperma tenga más movilidad. Protege frente al daño por radicales libres.

- Dosis: 1.000 miligramos al día.

Cinc

- Se sabe que una deficiencia de cinc es una causa contribuyente de la impotencia.
- Dosis: 15-30 miligramos al día.

Inflamación

Vitamina C

- La vitamina C minimiza la inflamación causada por lesiones o infección.
- Dosis: 1.000 miligramos al día.

Vitamina E

- Como antioxidante, la vitamina E ayuda a reducir la inflamación.
- Dosis: 400 UI al día.

Cobre y cinc

- Ambos son necesarios para la producción del propio antioxidante del cuerpo, denominado superóxido dismutasa (SOD).
- Dosis: 15 miligramos de cinc y 1-2 miligramos de cobre al día, en forma quelada.

Selenio

- Como antioxidante, este mineral ayuda al cuerpo a producir glutation, un eliminador de radicales libres que sirve para contener la inflamación.
- Dosis: 200 µg al día.

Aceite de prímula y aceites de pescado

- Estos suplementos son importantes para controlar la respuesta inflamatoria.
- Dosis: 2-3 gramos de aceite de prímula junto con 1-2 gramos de aceite de pescado, al día.

Jaquecas y migrañas

Niacina (B₃)

- Son conocidos los efectos vasodilatadores de la niacina y se utiliza en el tratamiento de las migrañas.
- Dosis: 100 miligramos al día.

Magnesio

- El magnesio es beneficioso para relajar los músculos.
- Dosis: 500 miligramos al día.

Aceite de pescado

- Se sabe que aumentar el consumo de aceite de pescado ayuda a las víctimas de las migrañas.
- Dosis: 2 gramos de aceite de pescado al día.

Menopausia

Piridoxina (B₆)

- La piridoxina es necesaria para descomponer el ácido oxálico.
- Dosis: 50-100 miligramos al día.

Magnesio

- Se sabe que los bajos niveles de magnesio contribuyen a la formación de cálculos renales.

- Dosis: 400 miligramos al día.

Osteoporosis

Ácido fólico

- El ácido fólico es necesario para una estructura ósea fuerte.
- Dosis: 800 µg al día junto con 100 miligramos de complejo-B.

Piridoxina (B$_6$)

- La piridoxina es necesaria para construir una estructura ósea fibrosa.
- Dosis: 50 miligramos al día junto con 100 miligramos de complejo-B.

Vitamina D

- La vitamina D es necesaria para la absorción de calcio por el intestino.
- Dosis: 2 miligramos (800 UI) al día.

Magnesio y calcio

- Se sabe que una deficiencia de calcio contribuye a la osteoporosis. El magnesio ayuda a activar la reacción química necesaria para la formación del hueso.
- Dosis: 400 miligramos de magnesio junto con 400-800 miligramos de calcio al día.

Psoriasis

Vitamina A

- En los pacientes de psoriasis se ha encontrado una deficiencia marginal de vitamina A.

- Dosis: 10.000-25.000 UI al día (por corto tiempo).

Vitamina D

- La vitamina D puede ayudar a aliviar el sarpullido que acompaña a esta afección.
- La luz solar o la ultravioleta pueden ser suficientes para que el cuerpo produzca vitamina D.

Selenio

- El selenio es necesario para producir peróxido de glutation (el antioxidante propio del cuerpo que puede controlar la inflamación).
- Dosis: 200 µg al día.

Aceite de prímula

- El aceite de prímula proporciona ácidos grasos esenciales (AGL) para combatir la inflamación.
- Dosis: 1.000 miligramos tres veces al día.

Aceite de pescado

- Proporciona ácidos grasos esenciales para combatir la inflamación
- Dosis: 1-2 gramos al día.

Quemaduras

Vitamina C

- La vitamina C es necesaria para la formación de colágeno (el principal componente proteico del tejido fibroso y cicatricial necesario para regenerar las zonas quemadas).
- El estrés de la lesión crea una superior demanda de vitamina C.

- Dosis: 1.000-3.000 miligramos al día en dosis dividas.

Vitamina E

- La vitamina E ayuda a la regeneración y es necesaria para prevenir que queden cicatrices.
- Dosis: 200-400 UI al día; puede también aplicarse directamente a la piel en forma de aceite.

Cinc

- El cinc es necesario para una regeneración más rápida de la piel.
- Dosis: 15-30 miligramos al día.

Reglas abundantes

Vitamina A o beta-caroteno

- Las mujeres con excesivo sangrado pueden tener una deficiencia marginal en vitamina A.
- Dosis: 25.000 UI de vitamina A o 15 miligramos de beta-caroteno (por no más de dos semanas).

Vitamina C con bioflavonoides

- Esta vitamina ayuda a reducir un flujo de sangre abundante.
- Dosis: 500 miligramos dos veces al día.

Hierro

- El hierro reduce el sangrado abundante.
- Dosis: 30 miligramos al día en forma quelada.

Resfriado común

Vitamina A

- Esta vitamina ayuda a regenerar las membranas mucosas al tiempo que estimula el sistema inmunitario.
- Dosis: 10.000-25.000 UI al día (por corto tiempo).

Vitamina C

- El doctor Linus Pauling ha promovido el papel de la vitamina C en la prevención del resfriado común.
- Dosis: 3.000 miligramos al día.

Cinc

- El cinc puede ser beneficioso para impedir la recurrencia del resfriado.
- Dosis: 15 miligramos al día, en forma quelada.

Ajo

- El ajo estimula la función inmunitaria; es también un antibiótico natural.
- Dosis: 1.000 miligramos al día de extracto de ajo envejecido.

Sida

Vitamina A

- La vitamina A refuerza el sistema inmunitario.
- Dosis: 10.000-25.000 UI al día.

Ácido fólico

- Los estudios muestran bajos niveles de ácido fólico en los pacientes de SIDA.

- Esta deficiencia puede conducir a un sistema inmunitario debilitado.
- Dosis: hasta 1 miligramos al día.

Vitamina C

- Se sabe que la vitamina C inhibe la capacidad del virus VIH para duplicarse.
- Dosis: 2.000-3.000 miligramos al día.

Vitamina E

- La vitamina E es beneficiosa para mantener unas membranas celulares sanas.
- Dosis: 200-800 UI al día.

Selenio

- Como antioxidante, el selenio refuerza el sistema inmunitario.
- Dosis: 200 µg al día.

Cinc

- Como antioxidante, el cinc refuerza el sistema inmunitario.
- Los estudios muestran bajos niveles de cinc en los pacientes de SIDA.
- Dosis: 15-30 miligramos de cinc al día en forma quelada.

Aceite de prímula

- El aceite de prímula proporciona AGL para mejorar la función inmunitaria.
- Dosis: 1 gramo dos o tres veces al día.

Síndrome de fatiga crónica

Complejo de vitamina B

- El complejo de vitamina B es necesario para unos niveles energéticos superiores.
- Dosis: 100 miligramos tres veces al día.

Vitamina C

- La vitamina C tiene un poderoso efecto antiviral.
- Dosis: 1.000 miligramos al día.

Magnesio

- Una deficiencia de magnesio causa debilidad y fatiga.
- Dosis: 450 miligramos al día.

Coenzima Q_{10}

- Se sabe que la CoQ_{10} alivia los síntomas de la fatiga crónica.
- Dosis: 30 miligramos dos o tres veces al día.

Síndrome Premenstrual (SPM)

Piridoxina (B_6)

- Se sabe que la piridoxina reduce los síntomas emocionales del SPM.
- Dosis: 40-50 miligramos al día junto con 100 miligramos de complejo-B.

Magnesio

- Una deficiencia de magnesio puede contribuir a los síntomas emocionales, pues puede hacer que decaigan los niveles de sustancias bioquímicas del cerebro.

- Dosis: 200-400 miligramos al día.

Aceite de prímula

- El ácido gama-linolénico del aceite de prímula ayuda a producir sustancias semejantes a hormonas llamadas prostaglandinas, las cuales se cree que juegan un importante papel para combatir la retención de fluidos, las jaquecas y los cambios de humor, entre otros síntomas del SPM.
- Dosis: 1 gramo de aceite de prímula tres veces al día.

Sistema inmunitario débil

Beta-caroteno

- El beta-caroteno refuerza a un deficiente sistema inmunitario (mecanismos de defensa del cuerpo deteriorados).
- Dosis: 15 miligramos al día.

Piridoxina (B_6)

- La piridoxina es necesaria para producir nuevos agentes inmunitarios.
- Dosis: 20-50 miligramos al día junto con 100 miligramos de complejo-B.

Cobalamina (B_{12})

- Una deficiencia de cobalamina debilita la respuesta de los defensores inmunitarios.
- Dosis: absorción sublingual de cobalamina bajo la supervisión de un profesional de la salud.

Vitamina C

- La vitamina C es reconocida como efectiva para estimular la función inmunitaria y ayudar a resistir la invasión por bacterias, virus, etc.
- Dosis: 1.000 miligramos al día.

Vitamina E

- Una deficiencia de vitamina E, que actúa como eliminador de radicales libres junto con las vitaminas A y C, deteriora la función inmunitaria.
- Dosis: 200-400 UI al día.

Selenio

- Como antioxidante, el selenio refuerza el sistema inmunitario. Su deficiencia perjudica la producción de anticuerpos.
- Dosis: 200 µg al día.

Cinc

- Como antioxidante, el cinc mejora la respuesta del sistema inmunitario.
- Dosis: 15-30 miligramos de cinc al día en forma quelada.

Uñas, problemas de las

Calcio y magnesio

- Una deficiencia de calcio es una causa común de uñas quebradizas. Para obtener los resultados más efectivos, supleméntese el calcio con magnesio.
- Dosis: 100 miligramos de calcio junto con 500 miligramos de magnesio.

Vitamina C

- La vitamina C es útil en casos de inflamación del tejido que rodea a la uña.
- Dosis: 1.000-2.000 miligramos al día.

Hierro

- Una deficiencia de hierro puede causar uñas quebradizas.
- Dosis: 10 miligramos de hierro al día en forma quelada.

Cinc

- Una deficiencia de cinc puede causar uñas quebradizas.
- Dosis: 15-30 miligramos de cinc diarios en forma quelada.

Aceite de prímula y aceites de pescado

- Estos aceites ayudan a reducir la fragilidad de las uñas.
- Dosis: 2-3 gramos de aceite de prímula junto con 1-2 gramos de aceite de pescado, al día.

Urticaria

Niacina (B₃)

- La niacina ayuda a controlar la liberación de histaminas.
- Dosis: 250 miligramos al día junto con 100 miligramos de complejo-B.

Vitamina C con bioflavonoides

- Esta vitamina reduce la severidad de la hinchazón alérgica por disminuir la porosidad de los capilares.
- Dosis: 500 miligramos dos veces al día.

Magnesio

- Se sabe que una deficiencia de magnesio aumenta la urticaria.
- Dosis: 200-400 miligramos de magnesio junto con 400-800 miligramos de calcio al día.

Glosario

Absorción. El proceso de incorporar al cuerpo los nutrientes de los alimentos a través del intestino.

Ácido biliar. Un componente de la bilis derivado del colesterol.

Ácido graso. Una molécula compuesta de una cadena carbonada y de átomos de hidrógeno unidos a los átomos de carbono. El número de átomos de carbono de la cadena determina las características físicas del ácido graso y del triglicérido al que se une.

AEP (ácido eicosapentanóico). Un ácido graso esencial derivado de los aceites de pescados.

Aminoácido. Un grupo característico de 22 compuestos que comparten la capacidad de unirse entre sí en cadena para formar proteínas.

Aminoácido esencial. Un aminoácido que el cuerpo no puede producir por sí mismo y debe, por tanto, ser suministrado por la dieta. Son ocho: metionina, treonina, triptófano, isoleucina, leucina, lisina, valina y fenilalanina.

Anabolismo. El proceso por el que las células vivas convierten sustancias más simples en compuestos más complejos.

Anemia. Una enfermedad de la sangre caracterizada por tener muy pocos glóbulos rojos.

Anemia megaloblástica. Una enfermedad de la sangre caracterizada por glóbulos rojos aumentados e inmaduros en la médula ósea.

Anemia perniciosa. Una enfermedad de la sangre causada por la ausencia o la incapacidad de absorber cobalamina (vitamina B12).

Anorexia. Una incapacidad o rehuse a comer de origen psicológico.

Antioxidante. Una sustancia capaz de proteger células y tejidos corporales frente a la oxidación.

Arteria. Un vaso sanguíneo por el que circula sangre oxigenada alejándose del corazón.

Artritis. Inflamación de las articulaciones.

Ateroesderosis. El taponamiento progresivo de las arterias por grasas y minerales, constriñendo así el flujo de sangre.

Bilis. Un compuesto natural emulsionante de grasas que es producido por el hígado para ayudar a la absorción de las grasas de la dieta.

Bioflavonoides. Compañeros hidrosolubles de la vitamina C.

Bulimia. La voluntaria regurgitación de las comidas para controlar el peso. A menudo acompañada de anorexia.

Caloría. Una unidad de energía calórica que se utiliza para describir el contenido energético de los alimentos.

Cáncer. El crecimiento maligno de células no controlado por los mecanismos normales de regulación, capaz de extenderse.

Caroteno. Un pigmento amarillo que puede ser convertido en vitamina A dentro del cuerpo.

Catabolismo. El proceso de descomponer tejidos para suministrar energía o moléculas para otras estructuras, como sucede en la reparación tisular posquirúrgica.

Catalizador. Un compuesto químico o molécula que actúa facilitando una reacción química. Los enzimas son moléculas proteicas que actúan como catalizadores para casi toda reacción que tiene lugar en el cuerpo. Las vitaminas son catalizadores y actúan como co-factores de muchas reacciones liberadoras de energía que tienen lugar en el cuerpo.

Célula epitelial. Un tipo específico de célula que se encuentra en la capa más externa de las membranas mucosas que tapizan los tractos digestivo, respiratorio y urinario.

Coagulación. El proceso de agregación y solidificación de células sanguíneas que es necesario para impedir la pérdida de sangre en caso de traumas, pero que se convierte en un riesgo para los vasos sanguíneos estrechados de piernas, cerebro y corazón.

Coenzimas. Sustancias que operan junto con los enzimas del cuerpo.

Colágeno. Una abundante proteína estructural que se encuentra por todo el cuerpo, incluyendo tendones, ligamentos, piel, etcétera.

Colesterol. Una sustancia cérea y grasa que constituye un componente esencial de la membrana de toda célula viva. Circula alrededor del cuerpo en la sangre.

Densidad de nutrientes. La proporción entre el contenido en nutrientes de un alimento y su contenido en energía (calorías).

Desorden alimentario. Un estado o enfermedad psicológico que afecta la capacidad de una persona para hacer las elecciones apropiadas de alimentos.

Diabetes. Una enfermedad del metabolismo de los hidratos de carbono en el que la glucosa de la sangre no puede ser absorbida de modo eficiente, siendo así los tejidos privados de energía. Adicionalmente, un nivel demasiado elevado de glucosa se convierte con el tiempo en una amenaza para la salud debido a los cambios químicos que tienen lugar en diversos tejidos.

Dieta. La totalidad de lo que come una persona. También, una serie de. instrucciones recomendadas a una persona para que haga su elección de alimentos.

Difusión pasiva. El proceso por el que una molécula pasa de un lado de una barrera (membrana celular) al otro en virtud de su mayor concentración en un lado que en el otro.

Diverticulosis. Inflamación de la mucosa intestinal en forma de bolsas (divertículos), causada lo más a menudo por esfuerzos en hacer las deposiciones cuando se toma una dieta pobre en fibra.

Enfermedad cardiaca. El fallo prematuro y generalizado del sistema circulatorio y cardiaco por sobreconsumo de alimentos, especialmente de grasas, y el bajo consumo de los nutrientes antioxidantes de frutas y verduras.

Enzima. Una molécula proteica hecha de una secuencia específica de aminoácidos y que posee una estructura inequívoca con el fin de facilitar reacciones bioquímicas.

Equivalente de retinol. Una medida de la actividad de la vitamina A: la cantidad de retinol que un compuesto de vitamina A rendirá tras su conversión a aquél. 1 ER = 3,33 UI a partir de alimentos animales, y 1 ER = 10 UI a partir de alimentos vegetales (ver *Unidad Internacional*).

Estilo de vida. Cualquier comportamiento específico o grupo de comportamientos que puede afectar a la salud de un individuo.

Estrés oxidante. La demanda aumentada sobre los sistemas antioxidantes del cuerpo que es causada por el metabolismo aumentado del ejercicio, o por los daños producidos por radicales libres.

Factor del estilo de vida. Un comportamiento o circunstancia específicos que puede afectar a la salud de un individuo.

Fibra. La porción no digerible de los alimentos vegetales que sirve para retener agua y facilitar un movimiento más fácil de la masa alimenticia a través del tracto intestinal.

Grasa. Forma lipídica de almacenamiento de energía, consistente en triglicéridos, los cuales están compuestos por una molécula de glicerol unida a tres moléculas de ácido graso.

Grasa monoinsaturada. Triglicérido en el que a las moléculas de los ácidos grasos les faltan dos hidrógenos. Se dice, por tanto, que esta molécula contiene un doble enlace.

Grasa poliinsaturada. Triglicérido compuesto de ácidos grasos en el que faltan dos o más átomos de hidrógeno. Se dice, por tanto, que la molécula contiene dos, tres o cuatro dobles enlaces.

Grasa saturada. Triglicérido en el que ninguno de los tres ácidos grasos contiene dobles enlaces insaturados.

HDL. Lipoproteína de alta densidad; el tipo de colesterol que ayuda a transportar grasas al hígado para su procesamiento y que sirve para mantener limpias las arterias.

Hemoglobina. Molécula que contiene hierro y transporta oxígeno, y que se halla presente en los glóbulos rojos.

Hidratos de carbono (carbohidratos). Molécula que contiene energía y que consiste en carbono, hidrógeno y oxígeno. Los seres humanos utilizan la glucosa y el almidón compuesto de muchas moléculas de glucosa como fuente primaria de hidratos de carbono.

Hierro hemo. Hierro de origen animal altamente absorbible unido a una molécula hemo, que se encuentra en la hemoglobina o la mioglobina.

Hipervitaminosis. El sobreconsumo de cualquier vitamina que da como resultado un daño real o potencial para el individuo.

Hipovitaminosis. El consumo insuficiente de cualquier vitamina que da como resultado un daño real o potencial para el individuo.

Histamina. Un mensajero químico común liberado cuando se dañan las células (en las alergias), y que estimula la secreción ácida del estómago.

Intestino delgado. La sección del tracto intestinal que se encuentra a continuación del estómago y antes del intestino grueso o colon, donde tiene lugar la digestión y la absorción.

Intestino grueso. La sección del tracto intestinal que se encuentra a continuación del intestino delgado y antes del ano, también conocido como colon, donde se absorben los electrolitos y el agua.

Kcal (kilocaloría). Unidad de medida del valor energético del alimento. 1 Kcal = 1.000 calorías.

Lactancia. La producción de leche materna que empieza inmediatamente después del nacimiento para alimentar al recién nacido.

LDL. Representa las lipoproteínas de baja densidad la

fracción de colesterol que deposita grasas sobre las paredes arteriales.

Lípido. Sustancia o molécula de cualidades grasas.

Lipoproteína. Un complejo de lípidos y proteínas que transporta lípidos en la sangre.

Lipoproteína de alta densidad.   Ver *HDL*.

Lipoproteína de baja densidad.   Ver *LDL*.

Macronutriente. Un nutriente, generalmente proteínas, hidratos de carbono y grasas, que es necesario tomar a diario en cantidades sustanciales para mantener la buena salud.

Mal absorción. Una incapacidad irregular de absorber un nutriente o una clase de nutrientes, lo que a menudo conduce a otros problemas.

Megadosis. Cantidad suplementaria de un nutriente muy en exceso de las exigencias fisiológicas.

Metabolismo. La suma de los procesos de construcción y desdoblamiento de las sustancias del cuerpo.

Micronutriente. Un nutriente, generalmente vitaminas y minerales, que es necesario tomar a diario en cantidades pequeñas para mantener la buena salud.

Mineral. Un nutriente de la naturaleza de un elemento químico, que no es de origen animal ni vegetal.

Mioglobina. La molécula transportadora de oxígeno de los tejidos musculares.

Natural. De origen natural; se suele utilizar para describir los nutrientes.

Neurotransmisor. Un tipo de sustancias químicas utilizadas por el sistema nervioso para intercomunicarse.

Nutriente. Una sustancia química o un tipo de sustancias químicas que el cuerpo humano no puede crear por sí mismo, y debe, por tanto, obtener de la dieta.

Proteína. Cualquiera de las numerosas moléculas del cuerpo compuestas por secuencias variables de los 22 aminoácidos. Las proteínas se encuentran como estructuras (colágeno, keratina), moléculas transportadoras de información (hormonas, pépticos) y moléculas del sistema inmunitario (globulinas).

Provitamina. Precursor de un nutriente que es más tarde activado a su forma final. El beta-caroteno es la provitamina de la vitamina A y se encuentra en las plantas.

Radical libre. Molécula de elevada reactividad química generada por la descomposición de ácidos grasos insaturados.

Síntesis. El proceso de ensamblar moléculas más grandes a partir de componentes más pequeños.

Sintético. Hecho por el hombre o ensamblado a partir de componentes más pequeños, usualmente en plantas de producción química a gran escala.

Sistema inmunitario. El agrupamiento colectivo de células, tejidos y glándulas que guardan al cuerpo de invasores extraños como proteínas de los alimentos, bacterias, virus y hongos.

Suplementación. El uso regular de suplementos.

Suplemento. Un nutriente tomado en adición a las fuentes de alimento, usualmente en forma de líquido, píldora o polvo.

Supresión inmunitaria. Cualquier factor que disminuye la efectividad del sistema inmunitario. El sistema inmunitario es fácilmente dañado por las grasas oxidadas.

Tejido. Un grupo de células formadas conjuntamente para una función especializada.

Tejido adiposo. Las grasas son almacenadas en este tejido corporal.

Tóxico. Que representa un potencial dañino, inmediato o a largo plazo para el organismo humano.

Transporte activo. Un proceso de absorción que requiere energía, utilizado para facilitar la entrada de importantes biomoléculas como la glucosa y los aminoácidos.

Triglicérido. Un glicerol al que se unen tres ácidos grasos de diversa composición.

Unidad internacional (UI). Una medida de la actividad de la vitamina A (o E) que es entendida internacionalmente en la comunidad científica. Estas medidas fueron en su momento hechas por ensayos biológicos, pero hoy en día son hechas por análisis químico. 10 UI de la forma vegetal de la vitamina A se corresponden con 1 Equivalente de Retinol, y 3,33 UI de la forma animal de la vitamina A se corresponden con 1 Equivalente de Retinol.

Vegano. Un vegetariano que consume únicamente alimentos vegetales, y no lácteos, huevos, pescado o carne.

Vegetariano. Descripción inconcisa de alguien que limita u omite en su dieta los alimentos animales:

- *lacto-ovo:* un vegetariano que consume sólo leche y huevos en adición a los alimentos vegetales;
- *ovo:* un vegetariano que consume sólo huevos y alimentos vegetales, omitiendo carne, pescado y lácteos;
- *pesco:* un vegetariano que consume pescado y alimentos vegetales, omitiendo carne, huevos y lácteos;
- *vegano:* un vegetariano que consume sólo alimentos vegetales.

Vitamina. Cualquiera de un grupo de sustancias químicas orgánicas necesarias para el funcionamiento metabólico normal del cuerpo.

Lecturas adicionales

Vitamin Guide (Guía de las vitaminas), Hasnain Walji (Element Books), 1992.

«E» para aditivos. Guía de los números «E». Editorial Edaf, S. A., 1986.

The Vitamin Bible (La Biblia de las vitaminas), doctor Earl Mindell (Arlington Books), 1991.

Vitamins and Your Health (Las vitaminas y tu salud), Ann Gildroy (Unwin), 1982.

Vitamin Vitality (La vitalidad de las vitaminas), Patrick Holford (Collins), 1985.

Complete Nutrition (Nutrición completa), doctor Michael Sharon (Prion), 1989.

Beta Carotene (El beta-caroteno), Caroline Wheater (Thorsons), 1991.

El síndrome premenstrual, doctora Caroline Shreeve. *Editorial Edad, S. A., 1997*

The University of California San Diego Nutrition Book (Libro de Nutrición de la Universidad de California en San Diego), Paul Saltman, Joel Gurin e Ira Mothner (Little, Brown and Company), 1987.

Sobre el autor

Hasnain Walji es un investigador, escritor y periodista independiente que se especializa en salud holística, nutrición y terapias complementarias. Coopera con diversas revistas sobre el medio ambiente y el tercer mundo, y fue fundador y editor de la revista *The Vitamin Connection - An International Journal of Nutrition, Health and Fitness* (La Conexión de la Vitamina - Revista Internacional de Nutrición, Salud y Mantenimiento de la Forma), que se publica en el Reino Unido, Canadá y Australia, y se concentra en la relación entre la salud y la dieta. También puso en marcha *Healthy Eating* (Comer Saludablemente), una revista de consumidores sobre el concepto de la alimentación óptima, y ha escrito el guión para una serie televisiva de seis capítulos, *The World of Vitamins* (El Mundo de las Vitaminas). Es autor de *The Vitamin Guide – Essential Nutrientsfor Healthy Living* (La guía de las vitaminas — Nutrientes esenciales para vivir sanamente).

Hasnain también ha escrito otros seis libros que exploran afecciones comunes desde los puntos de vista complementario y ortodoxo, y que es respaldada por la Sociedad de Medicinas Naturales del Reino Unido.

Es vicepresidente de la sección de Investigación y Desarrollo de Software Development Innovations Inc. (Dallas, Texas), que publicaron y desarrollaron NutriPlus™, y ha sido el responsable de coordinar la investigación, diseño y desarrollo de esta base de datos sobre la nutrición y programa de análisis de dietas desde su inicio.